U0680417

"健康龙江行动"宣传丛书

心脑血管疾病、慢性呼吸系统疾病、
糖尿病健康科普手册

黑龙江省卫生健康委员会
黑龙江省疾病预防控制中心 编

黑龙江科学技术出版社

图书在版编目（CIP）数据

心脑血管疾病、慢性呼吸系统疾病、糖尿病健康科普
手册 / 黑龙江省卫生健康委员会，黑龙江省疾病预防控
制中心编. -- 哈尔滨：黑龙江科学技术出版社，
2023.12（2024.11 重印）
　　（"健康龙江行动"宣传丛书）
　　ISBN 978-7-5719-2206-1

　　Ⅰ. ①心… Ⅱ. ①黑… ②黑… Ⅲ. ①心脏血管疾病
－防治－普及读物②脑血管疾病－防治－普及读物③呼吸
系统疾病－防治－普及读物④糖尿病－防治－普及读物
Ⅳ. ①R54-49②R743-49③R56-49④R587.1-49

中国国家版本馆 CIP 数据核字(2023)第 252942 号

心脑血管疾病、慢性呼吸系统疾病、糖尿病健康科普手册
XIN-NAOXUEGUAN JIBING MANXING HUXI XITONG JIBING
TANGNIAOBING JIANKANG KEPU SHOUCE
黑龙江省卫生健康委员会 黑龙江省疾病预防控制中心 编

责任编辑	张云艳 许俊鹏	
封面设计	迟丽萍	
出　　版	黑龙江科学技术出版社	
	地址：哈尔滨市南岗区公安街 70-2 号　邮编：150007	
	电话：（0451）53642106　传真：（0451）53642143	
	网址：www.lkcbs.cn	
发　　行	全国新华书店	
印　　刷	哈尔滨午阳印刷有限公司	
开　　本	787 mm×1092 mm　　1/16	
印　　张	6	
字　　数	100 千字	
版　　次	2023 年 12 月第 1 版	
印　　次	2024 年 11 月第 3 次印刷	
书　　号	ISBN　978-7-5719-2206-1	
定　　价	20.00 元	

《心脑血管疾病、慢性呼吸系统疾病、糖尿病健康科普手册》

编委会

主　编　孙　巍　闫世春

副主编　兰　莉　李阳春　周　勇　赵　娜　秦爱萍

编　委　兰　莉　李雨泽　靳　林　陈海军　徐　军　秦爱萍

　　　　　王智勇　姜　虹　王　蕾　于　兰　许丽丽　王惠君

　　　　　闫翠翠　闫世春　黄　巍　张莉莉　程大伟　李　众

　　　　　张连成　李学峰　王荭莉　田文静　蒋志坚　赵英男

　　　　　张亚旭　何伟丽　李阳春　周　勇　崔晓明　梁静媛

　　　　　刘书睿　赵健成　王　欣　刘旭东　代伟萍　赵　娜

　　　　　王春莲　张婷婷

前　言

当前，我们面临传染病和慢性非传染性疾病的双重负担。特别是黑龙江省地处高纬度地区，冬季漫长寒冷，多重疾病威胁并存，多种健康影响因素交织。群众健康知识知晓率偏低，"管不住嘴、迈不开腿"，高盐、高油、奢肉、奢酒现象严重，不健康生活方式比较普遍。高血压、冠心病、脑卒中等发病率均居全国前列，慢性病已占我省疾病总负担的70%以上，慢性病综合防控工作形势严峻。健康教育是预防控制慢性非传染性疾病最有效的"疫苗"，对消除或减少危险因素、预防和控制疾病、提高人民群众健康素质具有特殊重要的意义。做好健康促进与教育工作，营造全社会热爱健康、崇尚健康、健康光荣的社会氛围，提高居民健康素养水平尤为重要。

健康中国战略给我们带来了前所未有的机遇，也充满了始料未及的挑战。健康教育、科普宣传已经从知识科普转向了价值引领，只有公众提升自身的科学素养，掌握正确的健康科普知识，才能远离健康"伪科学"，获得健康生活。黑龙江省疾病预防控制中心组织专家编写了本书，针对我省高发的冠心病、糖尿病、慢阻肺等慢性病进行了知识解读。内容科学、实用、通俗易懂。每个人都是自己健康的第一责任人，我们只有管住自己的健康，才有可能关心别人的健康。关心健康，就要从健康科普开始，学会把科普信息转化为行动，养成良好的生活习惯和科学的饮食规律，以此帮助我们远离慢性病。希望此书能为您和家人的健康提供一些帮助。

由于编者水平有限，错误和缺点之处在所难免，敬请广大读者提出宝贵意见，以便再版时修正和提高。

编者

2023 年 5 月

目 录

第一章 冠心病防治科普

第一节 聊聊心脏和冠心病的秘密

1. 人体的"发动机"——心脏是怎么工作的?

如果把身体比作一辆汽车,那么心脏就是人体的"发动机",它非常勤奋,从早到晚地将血液输送到我们身体的各个部位。那我们的心脏长什么样子呢?我们可以把心脏看作一套两房两厅的 LOFT 公寓,上层是左心房和右心房,下层对应的是左心室和右心室。左右心房(心室)互相隔开,每一边的房和室之间有像门一样的瓣膜,控制血液朝一个方向流动。当瓣膜出现问题,就会引起血液倒流,并会产生能借助听诊器听到的杂音。

人体的循环系统就像一个血管构成的网络,而心脏就位于这张"网"的中心位置。左心房从肺部吸取新鲜的血液(富含氧气和营养物质),输入左心室,心脏收缩时,左心室内的新鲜血液被"压"到主动脉,通过动脉血管输送到身体各部。同时,右心房回收从静脉来的带有大量废物和二氧化碳的血液,输送至右心室,通过心脏收缩,把不新鲜的血液泵到肺部,在肺部吸收氧气排出二氧化碳后,又变为新鲜血液流入左心房,由此周而复始。人体内各个器官的功能依赖心脏的这一动力作用,心脏功能一旦发生障碍,机体的新陈代谢便不能正常进行,一些重要的器官也将会受到损害,甚至危及生命。

2. "24 小时"工作制——心脏如何保持自己的工作节律?

心脏为什么会跳动呢?晚上我们睡觉的时候心脏是不是也睡觉了呢?答案是,心脏工作是"24 小时"工作制,心脏是人体最辛苦的器官了。

无论我们醒着还是睡着了，心脏都不受我们意识控制跳动着，这也是我们心脏所具有的最特殊的能力——自律性。心脏这台"发动机"的工作是非常有节律的。一般健康成年男性在安静休息状态下，心脏每跳动一次所射出的血液量为 60 ~ 80 ml，若按平均每分钟心脏跳动 75 次计算，心脏每分钟输出量 4.5 ~ 6 L，也就是说心脏每分钟差不多要把身体内的全部血液循环一遍，以此计算，健康人每天射出约 8 000 kg 的血液量。一个人要是活到 70 岁，心脏总共约跳 29.4 亿次，泵到全身的血液可达 20 多万 t。

心脏这么辛苦地工作，它是怎么得到合理休息的呢？心脏的"工作指令"起始于右心房上部的窦房结，从窦房结这座电站发出的电流信号向右心房和左心房扩展，然后电传到房室，通过它再传递到心室，指令发出后，心脏就开始工作（收缩），指令完成后心脏就休息（舒张）。就这样，心脏以固定的频率工作和休息。

心脏在工作期间（收缩期间）不再接受任何新的指令，只能休息后才接受指令。如果指令过早发出，心脏未能充分休息就提前工作，会出现"早搏"（期前收缩）。

3. 心脏上的"王冠"——什么是冠状动脉?

心脏作为泵血的重要器官，本身需要足够的营养和能源。供给心脏营养的血管系统就是冠状动脉，也称冠状循环，我们称之为"爱的供氧"。

冠状动脉就像一顶"王冠"覆盖在心脏的表面。它是主动脉（心脏输出的起始血管，也是大动脉）的第一对分支，分左右两支，行于心脏表面。由这两条分支再分出无数的小血管，布满心脏的表面，由于这个分布形状像一顶皇冠，所以被形象地称为"冠状动脉"。

左侧的分支——左冠状动脉，分为前降支和回旋支，其中前降支主要分布于左心室前壁和侧壁，这是冠状动脉粥样硬化的好发部位，一旦出现堵塞，可能会出现室前壁和心尖部心肌梗死。右侧的分支——右冠状动脉，主要分布于右室壁、室间隔后 1/3 和左室后壁，还供应窦房结和房室结大部分血流，一旦出现阻塞，可引起后壁心肌梗死和房室传导阻滞，出现严重的心律失常。

4. 血管里多出来的"大油包"——冠状动脉粥样硬化病变是怎么形成的?

心脏是人体的"发动机",那么冠状动脉就是给心脏提供氧气和营养的管道之一。正常人的冠状动脉是光滑、有弹性的,血液在管腔内畅通无阻,这样才能把富含氧气和各种营养物质的血液顺畅地输送到心脏,从而确保心脏日夜不停地正常工作。但是由于我们不良的生活方式导致身体里出现了很多的胆固醇酯、甘油三酯等"脂质游民",因为多了很多"脂质游民",血液"爱的供氧"之路变得更加艰难,"脂质游民"这些小家伙喜欢凑热闹却又很碍事,但凡动脉壁上有点小磕小碰就给卡在道上了,影响血液工作,更糟糕的是这些小家伙们还会混合其他脂质产生的沉淀刺激纤维组织增生,最终形成一个大大的"油包",这个大"油包"就是粥样硬化斑块,它是动脉内膜积聚的纸质斑块,冠心病的罪魁祸首,呈现黄色粥样,油腻又暴躁。

这个大"油包"脾气可不太好,尤其是在你紧张激动、熬夜劳累、喝酒吸烟长期积累时,将导致大"油包"发生自爆,把动脉炸得坑坑洼洼。这个时候身体就发出紧急通知,"120"血小板来了,左侧冠状动脉突发事故,血小板马上赶到现场凝血,但是问题也出现了,血小板好心赶到受损血管内膜下,粘贴和聚集将炸得稀巴烂的冠状动脉给填补上,同时在原先粥样硬化斑块破损的基础上形成了血栓,最终导致粥样硬化斑块形成。

5. 缺血导致的健康安全事故——什么是冠心病?

心脏要是不正常了,就会导致出现各种各样的心脏疾病,冠心病就是心脏病大家族中的重要一员。冠心病全称是冠状动脉硬化性心脏病,是指冠状动脉发生粥样硬化导致管腔狭窄或闭塞造成心肌缺血缺氧或坏死而引起的心脏病。其实冠心病就是一场缺血导致的健康安全事故。心脏冠状动脉血管由于各种原因比如高血压、高血糖、高血脂、高尿酸、吸烟等,血管内膜受损,形成粥样硬化斑块。当堆积在血管壁中的粥样硬化斑块越积越多，就会使血管腔越来越窄甚至堵塞。若冠状动脉在粥样硬化斑块狭窄的基础上再合并痉挛或形成血栓，造成管腔部分或全部阻塞，就会导致心脏供血不足，从而引起心肌缺血甚至心肌坏死。这一系列表现统称为冠心病。

冠心病是动脉粥样硬化导致器官病变的最常见类型，也是危害中老年健康的常见病。冠心病的发生与冠状动脉粥样硬化狭窄的程度和支数有密切关系，但少数年轻患者冠状动脉粥样硬化虽不严重，甚至没有发生粥样硬化，也可以发病。也有一些老年人冠状动脉粥样硬化狭窄性狭窄虽然比较严重，并不一定都有胸痛、心悸等冠心病临床症状出现。

第二节 谈谈冠心病家族里的成员们

冠心病的家族成员可不少，妈妈冠心病可是子女成群，家里五个孩子个个不简单，心绞痛、心肌梗死、无症状性心肌缺血、心力衰竭和心律失常、冠心病猝死，我们分别来谈谈。

1. 冠心病家族最常见的成员——心绞痛

心绞痛是指专门营养心脏的冠状动脉供血不足，导致心肌急剧地暂时缺血与缺氧所引发的临床综合征。分为典型心绞痛和非典型心绞痛。典型心绞痛症状：疼痛部位在心前区的胸骨体中段或上段之后，性质为压榨性疼痛、沉重感、紧缩感、伴有胸闷；持续时间一般在 3 ~ 5 min，极少超过 15 min，可数日一次，也可一日数次。疼痛可发射至左肩、左臂，或至颈、咽或下颌部；冠心病发作的时候常有诱因（如疲劳、情绪激动等），这时候进行心电图检查可以出现动态的 ST-T 改变、心律失常等情况；休息或舌下含服硝酸甘油后能在几分钟内缓解，缓解期进行心电图检查正常。非典型心绞痛症状：心绞痛确实可能是心前区疼痛；但还有可能是下巴痛、上下颌牙痛、一侧耳朵疼痛、后背疼痛、肩膀疼痛、上腹部疼痛；心绞痛甚至可以不痛，还表现为颈咽部紧缩感（紧张焦虑时易发）、胸闷憋气、大汗、便意等，这个不好辨别，例如，某人没有牙病病史，突然一侧牙痛，而且辨别不清是哪颗牙，服用止痛药也没有效果，牙医检查不出问题，休息或舌下含服硝酸甘油后几分钟牙痛可缓解，发作期心电图有心肌缺血改变，缓解期心电图检查正常。

心绞痛一般持续时间 3 ~ 15 min，一两秒的疼痛肯定不是心绞痛，一天到晚一直隐隐作痛的也不是心绞痛。心绞痛范围一般如拳头大小，也可以呈现大片疼痛，遍布整个前胸，如针尖儿大小的刺痛不是心绞痛。心绞痛一般发作是有诱因的，劳累、过度运动、情绪大幅波动、寒冷刺激等，休息一会儿便能恢复，有糖尿病、高血压、冠心病等心绞痛高危因素人群要仔细鉴别了。

2. 冠心病家族最可怕的成员——心肌梗死

心肌梗死是指心肌持续缺血缺氧引起的坏死。心肌梗死的五大征兆，有胸闷、胸痛、呼吸困难或心悸、冒冷汗，同时又出现眩晕、疲倦无力等，是典型的征兆。心肌梗死 90% 以上是由冠状动脉粥样硬化病变基础上形成血栓而引起的，较少见于冠状动脉痉挛，少数由血栓、炎症、畸形等造成管腔狭窄闭塞，使心肌严重而持久缺血达 1 h 以上即可发生心肌坏死。心肌梗死发生常有一些诱因，包括过劳、情绪激动、大出血、休克、脱水、外科手术或严重失常等。常见诱因有这些：过劳、做不能胜任的体力劳动尤其是负重登楼、过度的体育活动、连续紧张的劳累等，都可使心脏的负担明显加重，心肌需氧量突然增加，而冠心病病人的冠状动脉已发生硬化、狭窄，不能充分扩张而造成心肌短时间内缺血。缺血缺氧又可引起动脉痉挛，反过来加重心肌缺氧，严重时导致急性心肌梗死。有些急性心肌梗死病人是由于激动、紧张、愤怒等激烈的情绪变化诱发的。据报道，美国有一个州，平均每 10 场球赛，就有 8 名观众发生急性心肌梗死。还有不少心肌梗死病例发生于暴饮暴食之后，国内外都有资料表明，周末、节假日急性心肌梗死的发病率较高。进食大量含高脂肪高热量的食物后，血脂浓度突然升高，导致血黏稠度增加，血小板聚集性增高。在冠脉狭窄的基础上形成血栓，引起急性心肌梗死。突然遇冷可能诱发急性心肌梗死，这就是医生们总要叮嘱冠心病病人注意防寒保暖的原因，也是冬春寒冷季节急性心肌梗死发病较高的原因之一。便秘在老年人当中十分常见，但其危害性却没得到足够的重视。临床上，因便秘时用力屏气而导致心肌梗死的老年人并不少见。所以，这一问题必须引起老年人足够的重视，要保持大便通畅。

3. 冠心病家族隐匿性成员——无症状性心肌缺血

很多患者有广泛的冠状动脉阻塞却没有感到过心绞痛，甚至有些患者在心肌梗死时也没感到心绞痛。部分患者在发生了心脏性猝死，常规体检时发现心肌梗死后才被发现。部分患者由于心电图有缺血表现，发生了心律失常，或因为运动试验阳性而做冠脉造影才发现。这类患者发生心脏性猝死和心肌梗死的机会和有心绞痛的患者一样，所以应注意平时的心脏保健。

4. 冠心病家族不容小觑的成员——心力衰竭和心律失常

冠心病患者特别是已经发生心肌梗死的患者，可能会伴随心力衰竭或心律失常的情况。这是由于在发生心肌梗死之后，一方面，坏死的心肌丧失了收缩的能力，心脏的泵血能力降低，而又必须供应全身的血液需求，长期高负荷运转就可能会导致心力衰竭。另一方面，在发生心肌梗死后，心肌各部分的供血不均，梗死区的心肌丧失了收缩能力，与边缘缺血区及非病变区的心肌在兴奋区、自律区、传导性、收缩性方面都存在差异，心脏各部分收缩活动的协调性遭到破坏，就可能会导致心律失常，就会表现出如气紧、水肿、乏力、心悸等。

5. 冠心病家族最凶狠的成员——冠心病猝死

猝死指由于冠心病引起的不可预测的突然死亡，在急性症状出现以后 6 h 内发生心搏骤停所致。主要是由于缺血造成心肌细胞电生理活动异常，而发生严重心律失常导致。其实，在发生冠心病猝死的前几天，可能是给了我们人体相应的反应信号的，看你注意没。心绞痛频繁发作，在冠心病猝死前心搏骤停，通常会在猝死前数日内频繁出现心绞痛的症状，引发严重的心律不齐。冠心病猝死发生前可能会出现突发性的头晕或眼前发黑的现象，这就是在提示我们心脏状态较差，发动机工作失灵，需要维修。还有一些非特异性信号，如突然出现的胸闷、气短、心悸、全身乏力等前驱症状，但由于这些症状缺乏典型性，可能会被我们忽略。

心脏问题不容小觑，如果出现了不适的症状，请及时就医并进行相关临床检查，生命只有一次，请当好我们自身健康的第一责任人。

第三节 说说与冠心病"狼狈为奸"的帮凶们

1. 冠心病不容轻视的"帮凶"——高血压

高血压可是冠心病的"大帮凶"，血压愈高，动脉粥样硬化程度愈严重，发生冠心病的可能性就愈高。那么高血压是怎么引发冠心病的呢？主动脉血管根部与心脏相连接，主要的职责就是把心脏排出来的血液输送到全身各脏器，如果动脉血管内压力过高，血管内高的压力就会损伤血管壁，当血管壁受损之后，它就会有补救措施——炎性反应，就好像在血管里形成一个瘢痕，这个瘢痕是一个过敏体质的瘢痕，瘢痕越长越大，最后导致血管的堵塞，导致冠心病的发生。

2. 冠心病的"狙击手"——高血脂

高血脂与冠心病有关系吗？血脂高会引起冠心病吗？首先我们要明白，血脂异常是指脂肪或运动异常使血浆中的一种或几种"脂质游民"高于或低于正常，增加的包括总胆固醇、甘油三酯、低密度脂蛋白胆固醇等，降低的则是"好"血脂——高密度脂蛋白胆固醇。那么这些"脂质游民"是从哪里来的呢？俗话说，"病从口入"，血脂的主要来源就是我们平时吃的食物，尤其是生活方式的改变，越来越多的人喜欢吃炸鸡、炸薯条等油炸食品和苏东坡最爱吃的红烧肉、涮羊肉、烤肉等这些含有饱和脂肪酸多的食物，还有平时爱吃的花生、坚果、瓜子等植物脂肪，食物中的脂肪吸收到血液中，超过了身体消耗利用的能力，就会变成血脂或在体内囤积起来。吃了这么多"脂质游民"，我们血管中的脂质发生了极大的变化，胆固醇、甘油三酯、低密度脂蛋白胆固醇等"坏"血脂过高，而高密度脂蛋白胆固醇这个"好"血脂又变少，这种"抗动脉硬化因子"失去了保护心脏血管的作用，动脉心脏血管壁出现了动脉粥样硬化，日积月累导致了冠心病的发生。

3. 冠心病的"富贵朋友"——糖尿病

糖尿病有的时候被我们称为"富贵病"，就是生活方式改变，吃得越来越好，导致糖尿病。其实糖尿病是由遗传因素、免疫功能紊乱、微生物感染及其毒素、自由基毒素、精神因素等等各种致病因子作用于机体导致胰岛功能减退、胰岛素抵抗等而引发的糖、蛋白质、脂肪、水和电解质等一系列代谢紊乱综合征，临床上以高血糖为主要特点，典型病例可出现多尿、多饮、多食、消瘦等表现，即"三多一少"症状，糖尿病（血糖）一旦控制不好会引发并发症，导致肾、眼、足等部位的衰竭病变，且无法治愈。糖尿病与冠心病常相伴发病，相互影响。尤其糖尿病的发展能促进各种心血管并发症，特别是冠心病的发生，而冠心病则是糖尿病患者最常见的死亡原因。糖尿病为什么是冠心病发病的促进因素呢？一是糖尿病病人血中胆固醇、甘油三酯等都高于正常人。脂代谢紊乱，促进动脉粥样硬化而导致冠心病。二是糖尿病病人由于严重缺乏胰岛素，导致糖代谢紊乱，加重微血管病变。三是特异性糖尿病性微血管病变，可出现在糖尿病症状出现前 8 ~ 20 年，随着年龄增长而逐渐加重，这种特异的为糖尿病所特有的微血管病变可促进冠心病的发生。四是糖尿病病人的治疗措施不当，如肥胖体型的非胰岛素依赖型患者注射胰岛素后，就有可能加重硬化血管的病变。因胰岛素有促进粥样硬化的作用。五是糖尿病病人多并发高血压，而且糖尿病并发高血压时发生心肌梗死者明显高于非糖尿病病人。因此，糖尿病病人纠正糖代谢紊乱，控制高血压，降低血脂，就可以延缓冠心病的发生。已患冠心病者，如糖尿病得到控制，心肌梗死和心力衰竭的发生率也会降低。

4. 冠心病"鲜为人知"的朋友——高尿酸

说起"三高"，高血压、高血糖、高血脂，大家都已经耳熟能详，但是，不为大众所熟悉的高尿酸血症，其危害性也不容易忽视。高尿酸血症已经成为继高血压、高血糖、高血脂"三高"之后的"第四高"。随着生活水平的不断提高，人民的生活方式和饮食结构的不断改变，高尿酸血症逐步成为一种常见病、多发病。其发病率，男性高于女性，沿海地区高于内陆地区。

有研究表明，许多高尿酸血症患者，最终会发生冠心病，并以心肌梗死为主。预防高尿酸的方法除了控制高嘌呤类食物（动物内脏、海产品等）的摄入，还要控制饮酒。

5. 冠心病的"隐身杀手"——吸烟

"吸烟有害健康"已经人人皆知。吸烟也是公认的冠心病危险因素之一。吸烟后烟碱被人体吸收，可以引起心率增快，吸烟者的心率通常比不吸烟者快 10 ~ 30 次 /min，同时吸烟会引起冠状动脉收缩、痉挛，导致血管闭塞，促使动脉硬化，也会增加冠心病的危险。这是因为燃烧香烟的烟雾中含有一氧化碳，吸烟者血内一氧化碳血红蛋白增多，血液中的一氧化碳浓度过高，使血管壁发生相对性缺氧，血管壁的通透性升高，这就为血浆脂质在血管壁内的沉积创造了条件。吸烟还可导致血中儿茶酚胺的浓度过高，其结果既增加了心肌的耗氧量，也增加了血小板的黏滞性，从而引起冠状动脉痉挛和外周血管的阻力增高，吸烟百害而无一利。

6. 冠心病的"胖伙伴"——超重、肥胖

在中国的传统文化中，一直认为"胖"往往意味着富足和美满，尤其是唐代时期更是以"胖"为美。我们的年画中也用胖娃娃寓意喜庆与福气，用"心宽体胖"等词语来形容人们良好的心态和健硕的体格。但是在医生的眼里，超重和肥胖可不是一件令人高兴的事儿。目前全球每年至少有 280 万人死于超重或肥胖。随着我国国民经济的飞速发展，人民的物质生活水平不断提高，肥胖的患病率也在迅猛增加。肥胖作为一种疾病，其诊断标准目前主要依据体重指数（BMI）而定，也就是体重以千克（kg）为单位，身高以米（m）为单位，体重除以身高的平方得出的值。中国人体重指数正常值应为 18.0 ~ 23.9，超过 24 为超重，超过 28 即为肥胖。除了体重指数还有一个标准是腰围，如果腰围过大，男性 ≥ 90cm，女性 ≥ 85cm，即属于腹型肥胖，也叫中心型或苹果型肥胖。这种肥胖与心脑血管病等疾病的关系更加密切。

7. 冠心病的"个性特征"——年龄、性别和情绪

冠心病多见于 40 岁以上的中老年人，但是现在越来越年轻化，这代年轻人的心脏越来越差。对于年轻人来说，一旦冠脉出现粥样斑块，他们的情况反而比老年人更危险。可能与他们不良的生活习惯有关系，如吸烟、熬夜。《美国科学院院报》的一项研究发现，昼夜节律失调对心血管病的发生起关键性作用。昼夜节律失调可使 24 h 收缩压和舒张压分别升高 3 mmHg[①]和 1.5 mmHg，同时影响睡眠从而引起血压下降，使调控血压的自主神经系统活动水平降低；重口味饮食，吃外卖、吃夜宵、喝奶茶、甜品，运动缺乏，容易让人变胖，大大增加了血管堵塞的风险；生活工作压力过大，高压力、经常情绪化的人也是动脉硬化的高危人群。长期精神紧张、焦虑必然造成交感神经兴奋，血管收缩和痉挛，同时血管压力也会增加，造成血管内皮损伤、脂质沉积而导致动脉硬化。

为什么冠心病的发病男性多于女性呢？在冠状动脉粥样硬化性心脏

---

① 1 mmHg=0.133 322 kPa。

病的发病中,有一个明显的特点,就是男性的发病率显著高于女性。但是,另一个使人感到不解的问题就是,这只是就女性在50岁以前而言,50岁以前,这种差异明显,50岁以后,男女发病率差别不大。为什么会有这样的一个特点呢?经过研究发现,这与女性雌激素的分泌水平有关。什么是雌激素呢?雌激素属于类固醇激素,是由卵巢合并分泌的,其生理作用又可以促进女性生殖器官的发育;增强输卵管和子宫平滑肌的活动,使其收缩力和收缩频率增加,有利于卵子和精子的运输;增加宫颈黏液的分泌,使宫颈黏液呈水样,较为稀薄,有利于精子穿过;促进和维持女性副性特征;有促进体内水和钠潴留的作用。还发现人体脂代谢方面产生特殊的作用,雌激素一方面使人体内低密度脂蛋白、血胆固醇、甘油三酯降低,这几种不"好"的脂质是形成动脉粥样硬化的罪魁祸首。另一方面,雌激素可使高密度脂蛋白增高,而高密度脂蛋白则是一种对抗动脉粥样硬化的脂蛋白。女性在50岁以前,正是雌激素分泌旺盛时期,由于雌激素有这样的作用,所以,女性冠心病的发病率在这段时期就显著地低于男性。女性在50岁以后发病率增高则是由于雌激素分泌大大减少,甚至停止分泌。

此外,男性和女性在生活习惯、精神紧张程度等方面也存在一定的差异,例如,男性吸烟者比女性多,饮食量大,社会应酬多,竞争性强等等,这可能也是冠心病中男性多于女性的另一些原因。

8. 冠心病的"传说"——遗传

追踪冠心病人的家族史,可以发现冠心病与遗传有一定联系。例如在一个家庭中父母双亲有一人患有冠心病或心脑血管疾病,他的子女患这种疾病的风险高出双亲正常者2倍。当然,在冠心病的发病上,遗传是危险因素,但不能"唯遗传论",因为冠心病的发生,是由多方面因素决定的,遗传只能是冠心病的因素之一,而不是全部因素。因此可以通过增加体力运动特别是加强体育锻炼和改变、调整膳食结构,改变不良生活习惯(如戒烟等)等有效措施来预防冠心病。

那么冠心病的后备大军人群就注定会变成冠心病患者吗?其实不

然，我们把危险因素梳理一下，发现可预防的"帮凶"有高血压、血脂异常和高胆固醇血症、糖尿病、吸烟、超重和肥胖、情绪等因素，不可预防的"帮凶"有年龄、性别、遗传因素等。我们要重点关注可以预防的这些"帮凶"，因为这些因素还是可以通过努力控制来逆转的。

第四节 唠唠冠心病的预防和康复

冠心病是一种严重的疾病，一旦发生会明显降低生活质量，甚至导致死亡。只有有效地预防，才是真正控制冠心病发生的关键。冠心病的发生和发展涉及多种因素，其中有不可控的因素，如遗传、年龄、性别等；也有可以控制的因素，如高血压、高脂血症、吸烟、肥胖、精神因素等。通过积极的预防措施，改变自身的行为，就可以避免这些可控制因素对人体的影响，不仅可以将冠心病发病的势头扼杀在摇篮中，对于已经发现的冠心病患者，还可以帮助其控制病情，提高生活质量，避免复发。

冠心病的预防包括三个层面：一级预防是指冠心病没发生时，采取一些措施，预防冠心病发生；二级预防指早期诊断，尽早治疗，预防病情的进展恶化，避免出现心肌梗死或猝死等严重事件；三级预防是针对病情比较严重，且反复发作的病人，采取措施帮助其恢复，以保证病人的生活质量、延长寿命。

1. 战胜冠心病的"前沿阵地"——冠心病的一级预防

冠心病一级预防是战胜冠心病的前沿阵地，如果把冠心病的发作过程比作一条河流，处于上游的人群还没有患冠心病，但是受到各种危险因素的威胁；中下游是已经出现冠心病症状，甚至发生心肌梗死、心力衰竭等危重病情的阶段。与其治理下游，等有了病才着急治疗，还不如在上游梳理，从源头预防冠心病的发生。

冠心病一级预防主要是针对冠心病的危险因素进行干预，预防策略包括全人群策略和高危个体策略。全人群策略主要是发展政策，创造支持性的环境和大众传媒为主的健康教育。高危个体策略主要是针对有冠心病危险因素的个体如吸烟者、肥胖者、高血压者、血脂异常者和糖尿病患者进行积极的有针对性的教育和指导。

（1）控制体重：研究表明，在标准体重下，体重每增加 10%，总胆固醇水平增加 18.5 mg/dl，成人胆固醇 2.86 ~ 5.98 mmol/L，惯性病发病危险增加 38%；体重增加 20%，冠心病发病危险增加 86%，有糖尿病的高血压患者比没有糖尿病的高血压患者患冠心病的概率增加 1 倍。理想体重的计算方法：男：[身高（cm）-80]×0.7 ± 10%；女：[身高（cm）-70]×0.6 ± 10%。

（2）戒烟：烟草中的烟碱可使心跳加快、血压升高（过量吸烟又可使血压下降）、心脏耗氧量增加、血管痉挛、血液流动异常以及血小板的黏附性增加。这些不良影响使 30 ~ 49 岁的吸烟男性的冠心病发病率高出不吸烟者 3 倍，而且吸烟还是心绞痛发作和猝死的重要原因。

（3）戒酒：美国科学家的一项实验证实，乙醇对心脏具有毒害作用。过量的乙醇摄入量降低心肌的收缩功能。对于患有心脏病的人来说，酗酒不仅会加重心脏的负担，甚至会导致心律失常，并影响脂肪代谢，促进动脉硬化的形成。

（4）改善生活环境：污染严重及噪声强度较大的地方，可能诱发心脏病。因此改善居住环境、扩大绿化面积、降低噪声、防止各种污染则显得尤为重要。

（5）避免拥挤：避免到人员拥挤的地方去。无论是病毒性心肌炎、扩张型心肌病，还是冠心病、风湿性心脏病，都与病毒感染有关，即便是心力衰竭也常常由于上呼吸道感染而引起急性加重。因此要注意避免到人员拥挤的地方去，尤其是在感冒流行季节，以免受到感染。

（6）合理饮食：应有合理的饮食安排及适当的热量控制（勿暴饮暴食）。高脂血症、不平衡膳食、糖尿病和肥胖都和膳食营养有关，所以，从心脏病的防治角度看，营养因素十分重要。原则上应做到"三低一高"，即低热量、低脂肪、低胆固醇和高纤维素。

（7）适量运动：积极参加适量的体育运动。养成每日运动的习惯，每次运动 20 ~ 60 min 为宜，可渐进增加。避免闭气用力活动，如举重、拔河、推重物等。运动时如有任何不适应立即休息（必要时先服药）。维持经常性适当的运动，有利于增强心脏功能，促进身体正常的代谢，尤其对促进脂肪代谢，防止动脉粥样硬化的发生有重要作用。对心脏病患者来说，根据心脏功能及体力情况从事适量的体力活动，有助于增进血液循环，增强抵抗力，提高全身各脏器功能，防止血栓形成。但也应避免过于剧烈的活动，活动量应逐步增加，以不引起症状为原则。

（8）规律生活：养成健康的生活习惯。生活有规律，心情愉快，避免情绪激动和过度劳累。

2. 战胜冠心病的"三早两措施"——冠心病的二级预防

主要是针对已经患有冠心病的患者，目的是改善症状，防止病情进展；改善预后，防止复发和病情恶化。二级预防的内容主要为冠心病患者的"三早"：早发现、早诊断、早治疗。二级预防的主要措施有两方面，其一是继续控制危险因素，其二是尽早开展可靠持续的药物治疗，防止病情进展。二级预防的 ABCDE 方案如下：

A 方案：长期服用血管紧张素转换酶抑制剂（ACEI）与阿司匹林，前者改善心脏功能，后者减少动脉内血栓形成。

B 方案：应用 β-肾上腺素能受体阻滞剂和控制血压，前者降低心肌梗死复发，后者可减少冠心病的急性事件发生的可能性。

C 方案：戒烟与降胆固醇，控制血脂水平。

D 方案：控制饮食与治疗糖尿病，纠正危险因素。

E 方案：开展运动与健康教育，鼓励适量的运动锻炼，并普及冠心病相关的急救知识，提高冠心病患者的认知水平。

3. 战胜冠心病的"防复发"之计——冠心病的第三级预防

冠心病的第三级预防主要是针对病情严重、反复发作的严重心绞痛、心肌梗死的病人，目的是通过包括手术治疗在内的各种治疗方法，防止病情继续恶化，保证患者的生活质量，延长其寿命。

急性心肌梗死的心脏康复是冠心病第三级预防的一个重要环节，其核心内容是在医生的指导下改变不良的生活习惯，控制冠心病的危险因素，如饮食无营养无规律、不运动、心理状态差等，通过自身的努力，减轻疾病的症状，延缓病情的发展，尽可能在身体、心理、生活、职业及娱乐方面达到或者接近正常人，提高生活质量，更好地融入社会，减少家庭社会的负担。

4. "营养、适量、控盐、低脂" ——冠心病患者的合理膳食

对于冠心病患者而言，合理膳食的原则可以概括为 8 个字，营养、适量、控盐、低脂。

（1）平衡"营养"。也就是要均衡地摄入各种营养成分，每天应保证一定量的糖类、蛋白质、脂肪、各种维生素、微量元素、纤维素等的摄入。

（2）热量"适量"。人体消耗的热量随年龄、身体活动量、体型的变化有很大的差异。年轻人比老年人消耗热量大，重体力劳动者比轻体力劳动者消耗热量大，体力活动相当的情况下，瘦人比胖人消耗热量大。如果摄入的热量超过消耗的热量就会变成脂肪储存起来，日积月累就会超重以致肥胖。如果摄入热量不足会导致出现心慌、出汗等情况，甚至增加心脏负担，出现心绞痛甚至心肌梗死。

（3）"控盐"。科学家们经研究证实，钠元素摄入过多是心脑血管疾病的重要危险因素。高血压病人如果每天少吃 1 g 盐，收缩压大约可以降低 1 ~ 2 mmHg，血压正常的人的收缩压可以降低 0.5 mmHg。另外，钠摄入过多会增加心脏的负荷，增加出现心绞痛或心肌梗死的危险。

（4）"低脂"。脂肪代谢紊乱是冠心病发病的直接原因之一，因此冠心病病人应尽量低脂饮食，特别避免摄入含胆固醇很高的动物内脏类食物和纯动物油。

5. 冠心病患者的康复运动之路——冠心病患者康复中的合理运动

冠心病患者康复中都可以运动吗？不论是心肌梗死恢复期还是搭桥或放支架后的冠心病患者，如果没有严重残疾，没有严重并发症，没有严重心律失常及休克，没有合并严重的高血压，均可以根据患者年龄和病情给予个体化运动处方。很多患者认为得了冠心病后需要休养生息，不敢做家务，不敢出门社交，更不敢进行运动。殊不知，运动不仅是健身手段，也是防病治病的措施，已获得医学界的肯定。通过长期规律、有效强度的运动刺激，可稳定心率，降低心肌耗氧，改善血管内皮功能，改善冠状动脉血管弹性，稳定冠状动脉斑块，增加毛细血管密度，促进侧支循环形成，达到提高冠状动脉血流量的目的，从而改善心功能，降低再住院率和死亡率，提高生活质量。正如心血管病专家胡大一教授所说：没有运动康复的冠心病治疗是不完整的。药物和手术治疗都是对症治疗，而加强机体运动、改善心脏供血才是从根本上治疗冠心病。

那么冠心病患者康复中应该如何运动才是最好的呢？

第一，依据运动时间、频率。冠心病患者最好选择在下午或者是晚上进行运动，要避免早上锻炼，因为早上是心血管疾病的高发期，所以要避开这个时间段。最佳的运动持续时间为每天 30 ~ 60 min。对于刚发生心血管事件的患者，最好从每天 10 min 开始，并逐渐增加运动时间。

第二，依据运动强度。适当的运动强度是冠心病患者进行运动的关键。在一定范围内随着运动强度的增加，运动所获得的心血管健康或体能益处也会增加。心血管健康或体能益处的最大运动强度阈值须通过运动负荷试验获得。目前，对于冠心病患者，主张运动强度以达到最快心率的 70% 左右为宜，其具体的计算公式为：运动时应达到的心率 =（220 - 年龄）× 70%。老年冠心病患者运动强度不宜低于最快心率的 50%，此种运动强度应持续半小时以上。身体素质差者，可按运动强度小、运动时间长的原则进行。一个经验法则：如果运动时还能唱歌，说明运动得不够努力。相反，如果你已经不能说话了，说明运动得太过剧烈了。

第三，根据运动形式。主要包括有氧运动和抗阻运动。有氧运动包括行走、慢跑、游泳和骑自行车等；抗阻运动包括静力训练和负重等。心脏康复中的运动形式虽然以有氧运动为主，但抗阻运动和柔韧性运动也是必不可少的组成部分。有氧运动，简单来说就是长时间、中低强度、全身大肌肉都参与其中的运动，比如快走、跑步、游泳、骑行、打球、跳广场舞、做有氧操、做家务，此外还有打太极拳、做五禽戏等。快走动作简单，运动强度容易控制，个体间能量消耗差异小，适用于心肺耐力水平较低的人。

第四，运动顺序。首先是热身运动，热身运动多采用较小运动量的有氧运动和拉伸运动，持续 5 ~ 10 min。目的是放松和伸展肌肉，提高关节活动度和心血管的适应性，帮助患者为较高强度的运动做准备，通过逐渐增加肌肉组织的血流量和关节的运动准备来降低运动损伤的风险。热身运动之后，就是训练运动，包含有氧运动和抗阻运动，总时间 30 ~ 60 min 分钟。其中，有氧运动是基础，抗阻运动是补充。最后是放松运动，放松运动是指激烈的运动状态后所做的缓解放松运动，使人体从运动中的紧张状态过渡至平静状态。

冠心病患者做康复运动时应该注意哪些问题？大家都知道，剧烈运动后不能立即停止运动，对于冠心病患者心脏康复而言，剧烈运动后更不能立即停止运动而马上静止休息。这是因为在剧烈运动时，人的心跳加快，血管扩张，肢体血液增多，而由于运动时有节律的肌肉收缩，又促使血液很快流回心脏。一旦在剧烈运动后突然停止运动，肌肉收缩停止，血液便无法流回心脏而积存在肌肉中，以致回流到心脏的血液暂时性减少，造成血压降低，同时也会导致脑部供血不足，出现心慌气短、面色苍白、头晕眼花等症状，严重时导致休克。正确的做法是，让运动强度逐步降低，这样可以保证血液的再分布，减少关节和肌肉组织的僵硬和酸痛，避免因静脉回流突然减少而导致运动后低血压和晕厥的风险。放松方式可以是慢节奏有氧运动的延续，根据患者病情轻重可持续 5 ~ 10 min，病情越重，放松运动的持续时间宜越长。除了剧烈运动后不能立即停止运动之外，冠心病患者在心脏康复运动中还应该注意下列内容：运动时大量出汗可能会导致脱水，所以运动结束要补充水分；如果在运动的过程中觉得非常累，说明锻炼过度了，此时应该降低运动的强度；

在开始任何锻炼计划之前要跟你的医生沟通，尤其是你之前过着久坐或不经常运动的生活，更应小心；在运动中若出现头痛头晕、胸闷胸痛、头晕目眩、心慌气短、出汗过多、恶心呕吐以及心律不规则时，要及时停止运动，若停止运动后症状仍持续 5 ~ 6 min 以上，应赶紧就医；运动前不宜饱餐，因为进食后人体内的血液供应需重新分配，流至胃肠帮助消化的血量增加，心脏供血相对减少，容易引起冠状动脉供血不足，从而发生心绞痛；运动后避免马上用热水沐浴，因为全身浸在热水中，必然造成广泛的血管扩张，使心脏供血相对减少，所以要间隔一会儿再沐浴；运动时应避免穿得太厚，影响散热，增加心率，心率增快会使心肌耗氧量增加；过冷天气可以选择室内活动；运动后避免吸烟。有些人常把吸烟作为运动后的一种休息方式，这是十分有害的。因为运动后心脏有一个运动后易损期，吸烟易使血液中的游离脂肪酸上升和释放儿茶酚胺，加上尼古丁的作用，更易诱发心脏意外。

第二章 糖尿病科普

第一节 了解糖尿病——知己知彼，百战不殆

1. 什么是糖尿病？

近二十年，糖尿病已经由曾经的"富贵病"晋级成为人尽皆知的"明星病"。我们都会发现，身边越来越多的人得了糖尿病，而且年轻人也多了起来，甚至有不少的儿童糖尿病患者。

糖尿病是一种遗传因素、环境因素、免疫功能紊乱、微生物感染及其毒素、精神因素等各种致病因子长期共同作用所导致的慢性、全身性、代谢性疾病，以血浆葡萄糖水平增高为特征，主要是由于胰岛功能减退、胰岛素抵抗、胰岛素分泌不足引起糖、脂肪、蛋白质、水和电解质等一系列代谢紊乱综合征，影响正常生理活动。

糖尿病的危害是严重的，长期血糖控制不佳的糖尿病患者可伴发各种器官损害，造成心脏病、脑卒中、神经损伤、肾衰竭、失明、阳痿，甚至可能引起截肢的感染，导致残疾或早亡。

2. 什么是血糖？

血糖是指存在于血液中的葡萄糖，葡萄糖是一种重要的能量来源，它可以被身体细胞利用来提供能量。血糖的浓度受到多种因素的影响，包括食物的摄入、胰岛素的分泌和使用、肝脏的糖原储备等。正常情况下，人体维持着相对稳定的血糖水平，这有助于维持身体的正常代谢和功能。正常情况下，人体血液中的葡萄糖浓度是比较稳定的，吃饭后血糖会有升高，但在胰岛素的调节下，血糖被限制在一个正常的波动范围。正常人空腹血糖的范围为 3.9 ~ 6.1 mml/L，非空腹的范围为 3.9 ~ 7.8 mmol/L。

（接受药物治疗的糖尿病患者只要血糖水平< 3.9 mmol/L，就属于低血糖。）

3. 什么是胰岛素?

胰岛素是人体胰岛 B 细胞分泌的唯一能降低血糖的物质。组成人体的最小单位是细胞，而胰岛素最重要的作用之一是帮助细胞利用葡萄糖，使血糖保持在正常的范围。胰岛素就像一把钥匙，开启葡萄糖进入细胞的大门，只有进入细胞的葡萄糖才能为细胞提供能量，使人体具有正常的各种生理功能。

4. 糖尿病发病机制

糖尿病是以生命活动的基础——代谢状态出现紊乱，以代谢调节的重要激素——胰岛素的产生与作用障碍为表现的慢性代谢疾病。从其发病过程、发病特点、疾病累及的器官功能范围和预后都表明了这一疾病发生机制的复杂性和多元性，在探讨慢性疾病发病机制中有着代表性的意义。随着近年来对机体、对生命活动研究和认识的深入，特别是对基因表达调控机制认识的深入，慢性病发病机制的研究正在揭开一个新的篇章，必将为疾病控制提供新的思路与途径。

糖尿病的发病机制可以归纳为以下几个方面：

（1）胰岛素分泌不足：这是 1 型糖尿病的主要原因，由于胰岛细胞受到自身免疫攻击，导致胰岛素的分泌减少甚至完全停止，使血糖无法被控制。

（2）细胞对胰岛素的反应不足：这是 2 型糖尿病的主要原因，细胞对胰岛素的反应减弱，导致血糖无法被有效利用，也可能是由于胰岛素受到抑制或胰岛素受体发生变化。

（3）胰岛素和胰高血糖素失衡：胰岛素和胰高血糖素是两种相对作用的激素，当它们的平衡被打破时，会导致血糖升高。例如，肥胖患者中胰高血糖素的分泌过多，会抑制胰岛素的分泌。

（4）炎症反应：一些炎症因子（如细胞因子）可以抑制胰岛素的

分泌或减弱细胞对胰岛素的反应，从而导致糖尿病。

（5）遗传因素：糖尿病有遗传倾向，某些基因突变可能会影响胰岛素的分泌或细胞对胰岛素的反应，增加患病风险。

5. 糖尿病的典型症状

相信大家都听说过糖尿病的典型症状："三多一少"：多尿、多饮、多食、消瘦。

（1）多尿：过高的血糖进入尿液形成尿糖，血糖越高，尿糖排泄越多，尿量越多。

（2）多饮：由于高血糖加上多尿，水分丢失过多，发生细胞内脱水，导致口渴而多饮，多饮又会进一步加重多尿。

（3）多食：机能不能充分利用葡萄糖，大量葡萄糖从尿中排泄，因此机体实际上处于半饥饿状态，导致能量缺乏，引起食欲亢进。

（4）消瘦：由于机体不能充分利用葡萄糖产生能量，使得身体各组织器官中的脂肪和蛋白质分解增多，消耗过多，体重逐渐下降，出现消瘦。

此外，糖尿病患者还有乏力的表现，这是由于葡萄糖不能被完全氧化。即人体不能充分利用葡萄糖并有效地释放出能量，同时，多饮、多尿导致人体组织失水、电解质失衡，因而患者会感到全身乏力、精神萎靡。

糖尿病还有一些非典型的症状，如反复生疖长痈、皮肤损伤或术后伤口不愈合；皮肤瘙痒；不明原因的双眼视力减退、视物模糊；男性不明原因的性功能减退；过早发生高血压、冠心病或脑卒中；下肢麻木、有烧灼感；尿中有蛋白等。

然而，值得注意的是，糖尿病的典型症状往往出现在中晚期，在糖尿病的早期，患者的症状并不典型，这就让患者很难发现自己得了糖尿病，从而延误治疗或造成误诊。因此对糖尿病的早期症状更应当引起重视。这包括饭量增加、饮水量增加、尿量增加、易疲劳、体重下降、疲乏无力、视力模糊、易感染、伤口不易痊愈、四肢容易麻木等。要勤于自查，及时发现问题。

6. 如何判断自己是否得了糖尿病呢?

定时测量血糖,是了解自己是否患有糖尿病的最有效手段。建议 45 岁以上健康成年人及空腹血糖处于 6.1 ~ 7.0 mmol/L 的高风险人群,每年至少检测 1 次空腹血糖或进行口服葡萄糖耐量试验。

糖代谢状态有以下几种:血糖正常人群的空腹血糖 < 6.1 mmol/L;空腹血糖受损人群的空腹血糖为 6.1 ~ 7.0 mmol/L;糖耐量受损人群的糖负荷后 2 h 血糖为 7.8 ~ 11.1 mmol/L;糖尿病患者空腹血糖 ≥ 7.0 mmol/L。

糖尿病前期指糖代谢开始出现异常,但还没有达到糖尿病诊断标准的阶段,又称为糖调节受损,包括空腹血糖受损和糖耐量受损。如血糖情况虽未达到定义为糖尿糖的程度,但是如果对糖尿病前期异常情况听之任之,就可能发展为糖尿病。

以下是自诊条件,符合任何一条,可以诊断为糖尿病。

(1)有糖尿病"三多一少"等(多饮、多食、多尿、体重下降、皮肤瘙痒、视力模糊等急性代谢紊乱表现)症状,同时随机血糖 > 11.1 mmol/L。

(2)空腹血糖水平 > 7.0 mmol/L。

(3)口服葡萄糖耐量试验(OGTT)2 小时血糖水平 > 11.1 mmol/L。

7. 对糖尿病的认识有哪些误区?

在糖尿病的治疗过程中,存在一些误区,这些误区可能会对糖尿病患者的治疗产生负面影响。

(1)仅仅依靠药物:糖尿病治疗的最终目标是控制血糖水平。药物是糖尿病治疗的重要手段,但是只依靠药物治疗是不够的。糖尿病患者还需要注意饮食控制、适量运动、控制体重等方面。

(2)忽略饮食控制:饮食控制对于糖尿病患者非常重要。过量或者不当的饮食摄入会导致血糖水平升高,加重糖尿病的症状。糖尿病患者需要控制饮食中糖类、脂肪和蛋白质的摄入量,并且保证每餐营养均衡。

（3）忽略体重控制：糖尿病患者肥胖的情况较为常见，而体重的控制是糖尿病治疗的重要一环。通过适量的运动和饮食控制，可以有效地控制体重，减轻糖尿病的症状。

（4）忽略运动：运动对于糖尿病患者来说也是非常重要的。适当的运动可以增强身体代谢能力，提高胰岛素敏感性，有助于控制血糖水平。糖尿病患者可以选择适当的运动方式，如散步、跑步、游泳、骑车等。

（5）忽略血压和血脂控制：糖尿病患者常常伴随有高血压和高血脂的情况，这也会加重糖尿病的症状。因此，糖尿病患者需要注意控制血压和血脂的水平，以预防心血管疾病的发生。

8. 中药能治糖尿病吗?

中医认为，糖尿病（消渴病）的发生发展与很多因素相关，主要包括情志因素、饮食因素、运动过少、久服补药以及一些其他因素。根据这一理论，在治疗糖尿病时中医采取在节制饮食、调摄情志、适当运动的基础上选用针灸、药物等综合治疗，与现代医学治疗糖尿病的观念和模式基本吻合。

一些中药对糖尿病的控制和治疗也有作用，不过，如果想要通过中药完全控制糖尿病症状，需要合理的饮食控制和科学的运动，如果这两者没有进行合理的运用，中药治疗也不会有多大的帮助。中药治疗糖尿病的原则是扬长避短，选择好适应证，中药则可在一定程度上对症改善糖尿病患者的症状。

不过，中药并非适合所有糖尿病患者。1型糖尿病患者的发病机制是胰岛素的绝对不足，所以它的治疗必须进行胰岛素的补充。因此，1型糖尿病患者不能把希望全都寄托在中药上。而对于2型糖尿病的患者来说，由于每个人的症状各有不同，在选用中药时也要根据自己的病情，有针对性地进行治疗，而且一定要到正规的中医院就诊。若2型糖尿病患者的治疗方式为中西医结合，在使用中医疗法进行医治的同时，不宜擅自改变西医的治疗。

中西医联合疗效更好，西药降血糖的作用迅速而明显，这一点是中药无法比拟的。但是，部分糖尿病患者在用西医治疗后，虽然血糖控制住了，还是会出现口干舌燥、精神疲倦、四肢乏力等不适症状，这时，可以适当加入中医的调治。按照中医理论，糖尿病可分为"阴阳两虚型""气阴两虚型""阴虚燥热型"等类型，经过综合调治后，糖尿病的症状会明显改善，这正是西医疗法所欠缺的。因此，把中医和西医结合起来治疗糖尿病，不论是控制各项指标，还是改善糖尿病患者的临床症状，都有良好的互补性，对控制和治疗糖尿病，无疑是最好的方法。

9. 糖尿病分哪几种类型?

糖尿病共分四大类型，分别是 1 型糖尿病、2 型糖尿病、妊娠糖尿病和特殊类型的糖尿病。我们常说的糖尿病指 1 型糖尿病和 2 型糖尿病。

（1）1 型糖尿病：病理特征是胰岛素分泌显著下降或缺失，发病年龄通常小于 30 岁，"三多一少"症状明显，体形消瘦，而且起病急，血糖高，需要注射胰岛素维持生存，否则将发生酮症酸中毒危及生命。

（2）2 型糖尿病：多发生于 40 岁及以上成人或老年人，但近年来 2 型糖尿病的发病有年轻化的趋势，儿童和青少年发生 2 型糖尿病的概率正在不断增加。2 型糖尿病起病缓慢，症状有时不明显，常在体检时才发现。2 型糖尿病多数不需要注射胰岛素，但也可因血糖控制不佳或在出现急性并发症、慢性并发症时需要使用胰岛素。

（3）妊娠糖尿病：是妇女在受孕期间被诊断的糖尿病，不包括已诊断糖尿病患者在妊娠时的高血糖状态，多数发生在受孕后第 24 ~ 28 周。

（4）其他特殊类型糖尿病：较少见，如胰岛素作用遗传性缺陷、胰腺外分泌疾病等。

10. 哪些人容易患糖尿病?

易患糖尿病的人是指目前血糖正常，但是患糖尿病概率较高的人群，也称为"糖尿病倾向人群"。当您出现以下情况时，提示您易患糖尿病。请注意检查血糖，以便早期发现、早期诊断和早期治疗糖尿病，包括糖调节受损（糖耐量减低、空腹血糖受损）。还有一些重要的糖尿病相关的风险因素，也需要注意。

（1）年龄：随着年龄的增长，患糖尿病的风险也会增加。年龄大于 40 周岁，体力劳动较少，工作负担重，长期精神紧张，营养状况良好。

（2）家族史：如果你的家族中有糖尿病患者（父母、兄弟姐妹患糖尿病），你的患病风险也会增加。

（3）超重或肥胖者，尤其是腹型肥胖者（如体质指数 BMI ≥ 24，男性腰围大于 90 cm，女性腰围大于 85 cm）；BMI 高于正常范围的人，患糖尿病的风险更高。

（4）孕期血糖升高或曾分娩巨大儿（出生体重 4 kg）的女性。

（5）缺乏运动：缺乏运动是患糖尿病的另一个风险因素，因为运动可以帮助身体有效利用血糖。

（6）饮食习惯：高糖高脂的饮食习惯可能导致身体无法正常利用血糖，从而增加患糖尿病的风险。

（7）代谢综合征患者（高血压、高血脂、高血黏稠度、高尿酸、高尿白蛋白、高脂肪肝、高胰岛素血症及冠心病患者）。高血压和高胆固醇水平可能会影响胰岛素的正常功能，进而增加患糖尿病的风险。

如果你有以上任何一种风险因素，你需要更加注意自己的生活方式，采取预防糖尿病的措施，定期检查血糖水平。

第二节 患有糖尿病，我该怎么办？

1. 日常的自我监测

迈出战胜糖尿病的第一步，应承担自我管理的责任，糖尿病病情的控制程度，并不能只凭患者的自我感觉或症状轻重来判断，因为有时症状虽不明显，可血糖值并不稳定，即使一两次测定血糖值正常，也不代表血糖值长期稳定。因此糖尿病患者要经常测量血糖，做到持续的规律性监测（表2.1、2.2）。在监控血糖的基础上，还要检测血压、血脂，注意有无糖尿病并发症的发生。通过综合治疗，尽可能将各项指标都控制在良好范围内，最次也要控制在一般范围内，如超过一般范围，将明显增加糖尿病并发症的发生率。

自我监测血糖可以帮助您了解饮食配比、运动强度、体重的变化、抗糖尿病药物对血糖控制的影响，了解您的治疗是否充分有效，是否需要适当加餐、注射更多的胰岛素或加大运动量，当血糖水平过高或过低而需要特殊处理时，自我血糖监测就显得更为必要了。还要判断手术、外伤后的应激状态和疾病对血糖控制的影响。

表 2.1　《中国血糖监测临床应用指南（2011 年版）》建议

治疗方案	未达标（或治疗开始时）	已达标
胰岛素治疗	> 5 次 /d	2 ~ 4 次 /d
非胰岛素治疗	每周 3 d，5 ~ 7 次 /d	每周 3 d，2 次 /d

表 2.2　各时间点血糖的适用范围

时间点	适用范围
空腹血糖	了解空腹血糖是否达标或胰岛 B 细胞分泌基础功能状况（生活方式、口服降糖药、基础胰岛素、预混胰岛素治疗的患者）
餐前血糖	血糖水平很高，或有低血糖风险时（老年人、血糖控制较好者）
餐后 2 h 血糖	空腹血糖已获良好控制，但 HbAlc 仍不能达标者
睡前血糖	需要了解饮食和运动对血糖影响者，注射胰岛素患者，特别是晚餐前注射胰岛素患者
夜间血糖	胰岛素治疗已接近达标，但空腹血糖仍高者，或疑有夜间低血糖者
其他	出现低血糖症状时应及时监测血糖，剧烈运动前后宜监测血糖

2. 除了血糖，还要监测什么健康指标呢？

对于糖尿病患者来说，最终的目的是要减少各种并发症的发生。而为了减少并发症，不只是管好血糖就可以了，同时还要管好血压和血脂，如脑梗、脑出血等并发症，与血压相关度很高。另外，还需要控制体重和抗血小板凝聚。

（1）控制血压是糖尿病患者最有效的预防心血管疾病的方法。可以在家自行测量，伴发高血压的患者，最好每天测量血压；未伴发高血压的患者，每月测1次，血压的理想控制目标是：< 130/80 mmHg。

（2）为了防止心脑血管并发症的发生，血脂管理对身体的好处甚至可能多于管好血糖对身体的好处。控制血脂指标，可以防止动脉粥样硬化斑块的形成，减少血栓的风险。

（3）管理体重特别关键。超重、肥胖本身是心脑血管疾病的高危因素，而且对于糖尿病患者而言，医生在调整用药之前，也要观察患者的体重变化。计算体重大致上说有两种：体重指数法和腰围法。

①体重指数法：体重指数（BMI）= 体重（kg）/ 身高（m）^{2}（体重指数定义：BMI 为 18.5 以下：体重过低；BMI 为 18.5 ~ 23.9：体重正常；BMI 为 24.0 ~ 27.9：超重；BMI 为 > 28：肥胖）。

②腰围法（说明脂肪的分布）：腹部肥胖：女性腰围超过 80 cm，（约 2 尺 4 寸），男性腰围超过 85 cm（约 2 尺 5 寸 5 分），就属于腹部肥胖。

（4）除了我们熟知的定期检测血糖、血压、血脂、体重外，还有一项容易被忽略的指标对糖尿病患者来说也是非常重要的，就是每三个月进行一次糖化血红蛋白的检查。

患者平时测血糖只能知道抽血那个瞬间的血糖水平，存在一定的偶然性，不能反映血糖的平均情况。而糖化血红蛋白代表患者过去 8 ~ 12 周平均血糖的水平，并且与抽血时间、患者是否空腹、是否使用胰岛素等因素无关。因此，可更有效地反映糖尿病患者的血糖控制情况。

糖尿病患者三个月或半年可测一次肝功能、肾功能，这样可以方便医生进行用药调整。对于慢性并发症的相关检查可以每年一次，例如眼底检查、心电图检查、下肢动脉检查、尿蛋白检查等。对身体各个脏器进行及时监测。

3. 各种降糖药物的降糖效果一样吗?

各种降糖药物的降糖效果的确不一样,有的强一些,有的温和一些,方便不同糖尿病患者进行选择。降糖药物可以分为多个类别,包括口服药物、注射用药物,每种药物的作用机制、适应证和不良反应都有所不同。临床上我们通常是以某种降糖药物单用能使糖化血红蛋白水平下降的幅度来衡量该药的降糖效果。据此,在所有的降糖药物中,降糖作用最强的是胰岛素,磺脲类、双胍类、GLP-1 受体激动药和噻唑烷二酮类药物次之,DPP-4 抑制药、SGLT-2 抑制药和 α-糖苷酶抑制药等则稍弱。另外,即使属于同一类降糖药物,不同药物的降糖效果也存在差异。例如格列奈类药物中,瑞格列奈的降糖作用就略强于那格列奈。其实降糖药物的降糖效能的强弱也各有利弊,关键是看用于什么样的糖尿病患者。血糖轻度升高的选择温和的降糖药物就可以,对于血糖升高明显的患者,可选择强效的降糖药物,这是合理的。

另外,每种药物对空腹血糖和餐后血糖的降糖效果也各不相同,要针对糖尿病患者的血糖谱的特点进行选择。降糖药物的选择是有很多学问和技巧的,糖尿病患者通常不了解每种药物的特点,也不太知道哪些药物适合自己。因此,患者应多咨询医生,与医生一起寻找合适的降糖药物,这是明智的方法。

4. 什么样的糖尿病患者需要胰岛素治疗?

1 型糖尿病患者因自身胰岛素分泌很少,按目前的医学水平还没有方法能使其胰岛素分泌功能恢复,因此 1 型糖尿病患者从开始确诊就需要补充足够的胰岛素进行替代治疗,并且需要长期使用,不能中断。如果他们停用胰岛素治疗或自行减少胰岛素用量,就容易发生糖尿病酮症甚至糖尿病酮症酸中毒等急性并发症,病情严重时可能危及生命。除 1 型糖尿病患者外,其他糖尿病患者出现以下情况时也需要使用胰岛素治疗。

（1）不能耐受口服降糖药物或有使用口服降糖药物禁忌证或应用口服降糖药物后血糖仍控制不佳的患者，如有的 2 型糖尿病患者已经患糖尿病十几年甚至几十年了，同时服用 2 ~ 3 种口服降糖药物并且每种药物的剂量都很大，但是血糖仍然控制不理想，那么就应该加用胰岛素治疗以达到血糖的良好控制。还有的 2 型糖尿病患者对多种口服药物过敏，或者服药后出现了无法耐受的不良反应等，此时患者只能采用胰岛素治疗。

（2）出现糖尿病急性并发症的患者。

（3）出现严重的糖尿病慢性并发症或合并严重的心肝肾疾病的糖尿病患者。

（4）处于妊娠期和哺乳期的糖尿病女性患者。

（5）合并严重感染、创伤的糖尿病患者，这时常需要短期使用胰岛素治疗，因为一方面严重感染和创伤会导致血糖显著升高，另一方面高血糖状态下又容易加重或滋生感染，并且不利于创伤的愈合，这种恶性循环常会引发严重的后果。而胰岛素以其快速、强效的降糖能力，可以尽快有效地打破这种恶性循环，有助于病情的控制。

（6）要进行手术的糖尿病患者。

（7）部分新确诊、血糖明显升高的 2 型糖尿病患者。

（8）某些继发性糖尿病患者，如因胰腺疾病行手术部分切除或得过严重坏死性胰腺炎的患者，胰岛功能因此受损而引起糖尿病，这种情况多需要胰岛素治疗。另外一些患者如合并系统性红斑狼疮、肾病等需服用泼尼松等糖皮质激素治疗时血糖可明显升高，此时一般也需要使用胰岛素控制血糖，但是随着糖皮质激素的用量减少或停用，血糖也会随之改善，胰岛素也可以停用。

（9）儿童糖尿病患者。

5. 胰岛素比口服降糖药物好吗？

不是的。许多糖尿病患者会错误地认为胰岛素比口服降糖药物好，所以不听从医生的意见，不愿意或干脆拒绝使用口服降糖药物，而一味地选择胰岛素治疗，殊不知胰岛素治疗同样也存在着缺陷和不足。出现这一错误认识的根源在于患者存在以下的误区。

（1）错误地认为口服降糖药物会伤肝伤肾，不安全。这一观念的错误性在前面章节中已充分讲述。现有的多数口服降糖药物已在临床使用多年，甚至一些药物已经应用长达半个世纪以上。迄今为止，临床试验和临床实践的数据都没发现口服降糖药物可以引发明显的肝脏和肾脏损害，如瑞格列奈甚至在肾脏病晚期和透析患者中也可以安全使用，所以广大糖尿病患者不用过分担心口服降糖药物对肝肾功能的影响。极个别患者服用降糖药物后出现转氨酶（代表肝脏功能）升高的情况，这种情况是所有药物都可能出现的，这种反应不可预测，通常也不严重。在服用过程中不定期检查肝功能，如发现肝功异常，停药即可，没有必要因噎废食。

（2）错误地认为胰岛素没有任何不良反应。许多糖尿病患者会认为注射的外源性胰岛素既然和人体内正常存在的内源性胰岛素在化学结构和生理作用等方面都一样，就不会产生任何不良反应，其实不然。首先，胰岛素制剂除了含有胰岛素外还有辅料，这些辅料会引发过敏反应，包括皮肤瘙痒、皮疹、脂肪萎缩或增生等。其次，作为药物的外源性胰岛素并不会像体内的内源性胰岛素一样，作用受到机体的调控，而且不会每时每刻完全满足人体所需，达到与血糖完美的契合，所以常会导致高胰岛素血症，有时会引发低血糖，甚至是严重的低血糖昏迷。实际上，糖尿病患者发生低血糖的首要原因就是胰岛素治疗。胰岛素治疗引发的低血糖不但常见，而且远远高于任何一种口服降糖药物，包括胰岛素促泌剂。另外，胰岛素治疗对体重的影响也比口服降糖药物更明显，常带来体重明显增加。许多糖尿病患者的体重本来就超重甚至是明显肥胖，减重本身就是他们的核心治疗目标之一。而体重增加将会使高血糖的控制难度加大，也会增加未来肥胖相关疾病及心血管疾病的风险，因此从对体重影响的角度看，胰岛素并不比口服降糖药物更好。

6. 不同种类胰岛素在组成上有什么不同吗?

（1）第一代动物胰岛素：是从动物如猪或牛的胰腺中提取而来，这样得到的胰岛素并不是纯胰岛素。提取物中除含胰岛素外，还含有其他成分，如胰高糖素、胰多肽、胰岛素原及其裂解产物等。此外，动物胰岛素与人体自身生产的胰岛素在结构上也有不同程度的差别。因此动物胰岛素会带来疗效不稳定、过敏反应等问题。

（2）第二代人胰岛素：是通过基因工程生产，与人体自身分泌的胰岛素结构完全一致，所得到的胰岛素是纯胰岛素。

（3）第三代胰岛素类似物：是对人胰岛素肽链进行修饰后得到的，也就是使用特殊技术将人胰岛素的结构进行了改动，例如将人胰岛素 B 链 28 位的氨基酸脯氨酸和 B 链 29 位的赖氨酸互换，就形成了速效胰岛素类似物中的赖脯胰岛素；将人胰岛素 B 链 28 位的脯氨酸替换为门冬氨酸，就形成了速效胰岛素类似物中的门冬胰岛素；去除人胰岛素 B 链 30 位的苏氨酸，将 14 碳的脂肪酸连接到人胰岛素 B 链 29 位的赖氨酸残基上，就形成了长效胰岛素类似物中的地特胰岛素；将人胰岛素的 A 链 21 位门冬氨酸换成甘氨酸，在 B 链末端加 2 个精氨酸，就形成了长效胰岛素类似物中的甘精胰岛素。短效人胰岛素制剂呈现为可溶性、清亮的溶液，pH 值与人体血液 pH 值相近。中效人胰岛素是将弱酸性的人胰岛素分子与等量的碱性鱼精蛋白及少量的锌离子结合而形成，呈现为不溶性的混悬溶液。

7. 糖尿病的并发症及治疗

糖尿病的可怕之处是它常常导致许多严重的并发症。糖尿病并发症是糖尿病治疗过程中必须关注和预防的重要问题。以下是一些与糖尿病有关的常见并发症。

（1）神经病变：长期高血糖会损伤神经系统，导致感觉和运动神经功能障碍，最终引起神经病变。这可能导致感觉丧失、麻木、疼痛和肌肉无力等问题。

（2）视网膜病变：高血糖可能导致眼部疾病，如视网膜病变，这是导致糖尿病患者失明的主要原因之一。视网膜病变包括微血管病变、晶状体混浊、静脉扩张和出血。

（3）肾病变：肾脏疾病是糖尿病的常见并发症之一。长期高血糖会损伤肾脏微血管，导致糖尿、蛋白尿和肾功能障碍。

（4）心血管疾病：高血糖可以导致动脉粥样硬化，从而增加心血管疾病的风险。这可能包括冠心病、心肌梗死、卒中、周围动脉疾病和心力衰竭。

（5）下肢动脉疾病：糖尿病患者可能会出现下肢动脉疾病，这是由于高血糖引起的微血管和大血管损伤，导致脚部感染、糖尿病足甚至截肢。

（6）消化系统疾病：糖尿病可能会导致消化系统的疾病，如胃轻瘫和胃排空延迟。

（7）其他：糖尿病还可能导致多种其他并发症，如口腔感染、皮肤感染、骨骼疾病、阴道炎、前列腺炎等。

糖尿病的并发症治疗方法因并发症类型不同而异。以下是一些常见糖尿病并发症及其治疗方法的概述。

（1）神经病变：治疗方法包括控制血糖水平、保持足部卫生、改善营养、进行物理治疗（如按摩、热敷等）、服用药物（如镇痛剂、抗抑郁药物等）等。

（2）肾病变：治疗方法包括控制血糖、控制高血压、饮食调整、适量运动、避免使用肾脏损害的药物、药物治疗（如 ACEI、ARB、利尿剂等）、血液透析或肾移植等。

（3）视网膜病变：治疗方法包括控制血糖水平、控制高血压、避免吸烟、定期检查视力和眼底、注射抗血管新生药物、激光治疗等。常规筛查糖尿病眼病和治疗视网膜病变，5 年间使糖尿病患者失明率成功下降 1/3。

（4）心血管疾病：治疗方法包括控制血糖水平、控制血脂、控制血压、戒烟、饮食调整、适量运动、药物治疗（如阿司匹林、ACEI、ARB、β—受体阻滞剂等）等。

（5）脑血管疾病：治疗方法包括控制血糖水平、控制血压、戒烟、饮食调整、适量运动、药物治疗（如阿司匹林、降血脂药、抗凝剂等）、手术治疗等。

（6）控制血糖，可减少12%糖尿病相关并发症，控制血压，可减少24%糖尿病并发症和32%相关死亡，药物治疗降低总胆固醇，可减少25%～45%心血管事件和43%死亡（对TC > 200 mmol/dl糖尿病患者）。成功的筛查、健康教育计划和足专科临床治疗，可以使糖尿病患者截肢和足部溃疡减少30%～60%。

总之，治疗糖尿病的并发症需要综合考虑患者的病情、年龄、并发症类型等因素，制定个体化的治疗方案。此外，定期进行体检和检查，及时调整治疗方案，能够更好地控制并发症的发展。

8. 糖尿病有哪些急性并发症？

糖尿病急性并发症是临床上很常见的急性病，包括糖尿病酮症酸中毒、糖尿病高血糖高渗状态、低血糖昏迷以及感染。这些问题往往都是在长期血糖控制不良的情况下发生的，经常有一些诱发因素，例如饮食不当、感染、创伤、手术等，自己随意大幅度调整药物剂量甚至修改治疗方案也可能造成急性并发症的发生。糖尿病急性并发症来势汹汹，如果不能及时救治可以直接危及生命，但是只要能够保持警惕，尽快到医院找医生治疗，一般不会留下长期危害。但是如果不吸取教训，反反复复地发生，也可能遗留下一些终身损伤，比如反复严重低血糖后出现的智力下降等神经系统损害。

9. 什么是低血糖？

低血糖症状有哪些？血糖低于正常血糖水平下限即为低血糖，常伴有低血糖症状。低血糖是糖尿病患者几乎无法避免的问题，因此糖尿病患者一定要对低血糖有充分的认知，了解低血糖症状和自救方法，发生低血糖后如果能正确判断低血糖的发生并及时采取处理，低血糖也就不可怕了。低血糖的症状与血糖水平以及血糖的下降速度有关，主要包括两组表现：一组表现为面色苍白、出冷汗、头晕、乏力、心慌、饥饿感、颤抖、焦虑等，这是机体的一种神经反应，由交感神经兴奋引起，机体通过这种方式一方面动员体内升糖激素释放，从而升高血糖，另一方面起到预警的作用，提醒进食以补充糖分，升高并维持血糖。但是，当这种预警能力丧失，或者患者没有及时摄入糖分时，血糖进一步下降，这时候就会出现以脑功能障碍为特征的另一组表现：轻者表现为紧张、烦躁、精神不集中、思维和语言迟钝、昏昏欲睡、行为怪异等，严重者出现神志不清、抽搐、昏迷，最终死亡。低血糖症状的出现其实是机体的一种自我保护机制，用这些强烈的不舒服感觉提示低血糖的发生，以便患者及时警觉并主动进食，从而避免持续恶化到意识丧失甚至死亡。

10. 低血糖的诊断标准是什么？

对于不同的人群，低血糖的诊断标准并不相同。对于没有糖尿病的人群，低血糖的诊断标准是血糖小于 2.8 mmol/L；对于糖尿病患者，低血糖的诊断标准是血糖 ≤ 3.9 mmol/L；而对于妊娠糖尿病的患者，也就是妊娠前血糖正常，在妊娠 24 ~ 28 周进行口服葡萄糖耐量试验筛查的时候才发现血糖升高的孕妇，低血糖的诊断标准是血糖小于 3.3 mmol/L。

11. 糖尿病患者怎么避免发生低血糖？

有因才有果，低血糖发生一般是有原因的，只有明确了原因，我们才可能有效地预防低血糖的发生。针对低血糖发生的不同原因，可以采取不同的预防对策。

（1）治疗方案不合适：例如可以引起低血糖的降糖药物（主要是胰岛素以及胰岛素促泌剂）用量过大，对于这一点，往往患者本人很难判断，须有临床医生进行专业的判断和指导。所以在低血糖原因不明或出现严重低血糖以及低血糖持续、反复出现时，应立即就诊。

（2）进食不规律：大部分降糖治疗方案需要患者定时定量地规律进食，在进食量少或者未按时进食的情况下，就可能出现低血糖。所以在预计可能出现不能及时进食或者胃口不好的情况下，应提前做好准备和安排，适当加餐或者相应减少降糖药物的剂量或暂停服用降糖药物。

（3）运动量增加：运动是十分有效的降糖手段，但是对于不同的糖尿病患者，运动的降糖效果并不相同。在尚没有摸清楚不同运动量或不同运动项目对自己血糖的影响程度时，应首先监测运动前后的血糖变化，如果运动后血糖偏低，则有出现运动后及运动中低血糖的风险，应在运动前适当增加含淀粉以及含糖食物的摄入，或者减少运动前降糖药物的剂量，但具体的加餐量或者应减少的剂量则需根据每个糖尿病患者自身的血糖监测情况进行个体化的安排。

（4）饮酒：酒精能够直接导致低血糖，所以应避免酗酒以及空腹饮酒，至少在饮酒前应适当进食。此外，糖尿病患者需牢记一点，在服用降糖药物治疗期间应随身携带含糖或淀粉的食物，一旦发生低血糖应立即食用。

12. 发生了低血糖还能继续降糖治疗吗？

这点是肯定的。尽管低血糖是有一定危害的，也会给人们留下一定的不舒服感受，但是千万不要恐慌到因噎废食，从此再也不敢应用口服降糖药或者注射胰岛素进行治疗，这样会因为长期血糖控制差而出现不可挽回的机体损伤。因此，只有积极寻找到低血糖的原因才能有效避免低血糖的再次甚至反复发生。引起低血糖的主要原因包括治疗方案不合适、进食不规律、运动量增加以及饮酒等诸多因素，当然降糖药物的使用是引发低血糖的最常见原因。容易引起低血糖的药物主要是增加体内胰岛素水平的，例如胰岛素、磺脲类和非磺脲类（格列奈类）胰岛素促泌剂。而其他一些降糖药如大家熟悉的二甲双胍、α-糖苷酶抑制药在单独使用时一般并不会导致低血糖。所以了解医生给自己使用的是什么类型的药物就十分必要了。既然发生低血糖的原因并不仅限于降糖药物，那么发生低血糖的患者要做的是自己好好找找低血糖的原因，吸取教训。这样才能真正预防今后低血糖的发生。如果高度怀疑是降糖药物不合适，也要及时找专科医生就诊，把自己的怀疑告诉医生，共同商讨治疗方案。

13. 在患其他疾病时如何应对?

糖尿病患者出现上呼吸道感染(感冒)、发热、腹泻等疾病的时候,要怎么应对呢?

(1)生病期间,食欲多多少少会有一定程度的下降,进餐量会有所减少,不能保证均衡饮食,低血糖发生的可能性增加;另一方面,生病时身体会分泌大量激素,导致血糖居高不降,那么这两方面力量的博弈到底会使血糖如何变化呢?不测怎么能知道,测了才明白。因此疾病期间血糖的自我监测至关重要!条件允许时不妨多测几次,例如每4~6 h监测一次,及时掌握第一手资料,再根据身体情况、食欲变化等因素,综合决定是否调整药物用量,当然这些事情最好在专业医生的指导下进行,同时也要重视其他疾病,该治的得治,贻误治疗就得不偿失了。

(2)进餐很重要:生病期间食欲不佳,有些人干脆执行"饥饿疗法",这是不可取的。就算完全没有食欲也不建议"滴水不进",可少量多餐,吃一些可口易消化的食物,以满足机体对热量的需求,利于疾病痊愈。如果患者咽痛明显,可进食流质、半流质或软质食物,如稀饭、面条、牛奶等。

(3)喝水量不能少:发热、呕吐、腹泻等会导致患者体液不足,而体液不足有可能诱发酮症,甚至损伤肾脏功能,所以即使不能进食,也必须要注意补充足够的水分。喝水本身就有助于稀释血液、改善循环、降低血糖、清除酮体。

(4)药物不能停:生病期间不能随意擅自中断降糖药物,尤其1型糖尿病患者,切勿"不吃不喝不用药"。需常规注射中长效胰岛素、餐前短/速效胰岛素,可根据食欲、餐前血糖等情况决定。如果已经一天以上不能进食就不能再自我调理了,一定要到医院就诊。

(5)就诊注意事项:当糖尿病患者因其他疾病就诊时,应向其他科的接诊医师告知糖尿病病史及全部日常用药情况,最好能够提供最近的血糖控制数据,以便于医生在最快的时间选择最佳的疾病综合监测及治疗方案。生病期间医生除关注血糖的变化外,还会监测是否存在尿酮体、电解质的稳定性、是否有体液平衡紊乱等,以便及时发现糖尿病酮症酸中毒等急性并发症。所以要积极配合,发现隐患,及时纠正。

第三节 把治疗糖尿病融入生活当中

既然糖尿病无法彻底治愈，糖尿病患者怎样去规划日常的工作和生活，与糖尿病和平相处，并且提高幸福指数呢。

1. 如何规划日常生活?

糖尿病患者应该合理安排作息时间，养成规律的作息习惯，有利于控制血糖和预防并发症。以下是一些建议：

（1）规律起居：糖尿病患者应该保持规律的起居时间，尽量避免熬夜和昼夜颠倒。建议每天保持 7 ~ 8 h 的充足睡眠时间，让身体得到充分的休息和修复。

（2）定时进食：糖尿病患者应该定时进食，保持稳定的血糖水平。建议每天固定三餐，每餐时间间隔 4 ~ 5 h，同时可以根据需要添加 1 ~ 2 次小食，避免长时间空腹或过度饱腹。

（3）定时测量血糖：糖尿病患者应该按照医生的建议，定时测量血糖水平，掌握自己的血糖变化情况，以便及时调整饮食和药物治疗。

（4）规律运动：糖尿病患者应该规律地进行运动，控制血糖水平，减轻体重和预防并发症。建议选择适当的运动方式和时间，每周进行 150 min 以上的有氧运动，如散步、慢跑、骑车、游泳等。

（5）控制压力：糖尿病患者应该注意控制情绪和压力，避免情绪波动对血糖的影响。建议采取一些放松、休息的方法，如做瑜伽、冥想、听音乐、读书等，帮助缓解压力。

当经过一段时间的磨合，养成了规律的作息习惯，保持一个良好的精神状态，能够正确地面对疾病，就会慢慢地发现，带糖生活，也是甜蜜的生活。

2. 吃好每一顿饭

认真吃饭是努力生活的态度，是对生活的尊重，也是乐趣。为饱口腹之欲胡吃海喝早已不是现代人追求的目标，如何健康地吃，合理地吃，是每个人都要考虑的。

糖尿病前期和较轻型的糖尿病患者，单靠饮食就可控制糖尿病的症状；另一方面糖尿病的饮食治疗是其他治疗的基础，也就是说，糖尿病的其他治疗方法均需要饮食治疗的配合，饮食治疗应符合平衡膳食的要求，在控制总能量的前提下，供给足够量的各种营养素。合理的糖尿病饮食，对于青少年应能满足其生长发育的需要，对于成年人则应能满足其维持理想体重及体力活动的需要。

病情较轻、无严重并发症或年龄较大、身体肥胖而症状不明显者，可单纯用饮食控制疗法；病情较重、有并发症或仅靠饮食不能控制者，则需要在饮食治疗的基础上酌情加用降糖药物或胰岛素治疗。通过合理的饮食治疗，可减轻胰岛 B 细胞负荷，纠正已发生的代谢紊乱，使体重及营养达到理想状况，改善机体健康水平，防治并发症。很多人都能通过自我管理来避免糖尿病带来的长期健康问题，请与您的医生和护士合作，使您的糖化血红蛋白、血压、胆固醇达标，执行您的糖尿病饮食治疗计划。

糖尿病的饮食控制以维持标准体重为准，做到"热量控制，结构调整"。饮食控制目标为："二高"（高复合糖类、高粗纤维）"四低"（低糖、低盐、低脂、低胆固醇）"一平"（蛋白质平衡）。

（1）总能量的控制是金标准。需要根据个人情况控制饮食总量，避免摄入过多的热量。肥胖者体内的脂肪细胞增多变大，对胰岛素敏感性降低；消瘦者对疾病的抵抗力降低，影响健康。所以饮食上应控制能量，将体重维持在标准状态。

每日所需能量的计算需要考虑以下几个因素。

①基础代谢率（BMR）：即人体在静息状态下所消耗的最低能量。BMR 受年龄、性别、身高、体重和体脂率等因素的影响。

②日常活动消耗的热量：包括工作、步行、跑步、运动等活动所消

耗的能量。

计算基础代谢率（BMR），可以使用哈里斯－本尼迪克特公式或 Mifflin-St Jeor 公式来计算。这些公式会根据您的年龄、性别、身高、体重和体脂率来计算出您的基础代谢率。

计算每天的活动消耗热量。这可以通过使用身份监视器或运动跟踪器来跟踪您每天的步数、运动和活动量来完成。您可以将活动消耗热量与基础代谢率相加，得到您每天的总消耗热量。

（2）饮食结构要合理。确定每日应摄入的总热量后，下一步就是保持膳食中碳水化合物、脂肪、蛋白质的适当比例。糖尿病患者必须控制主食的摄入量，当然，并不是主食吃得越少越好，合理摄入主食中的碳水化合物，可以刺激胰岛素分泌，碳水化合物占总能量的合适比例为 50% ～ 65%。脂肪占总能量的 20% ～ 35%，适当减少食用油的摄入，而适当增加深海鱼油及亚麻籽油的摄入。蛋白质占总能量的 15% ～ 20%，如肝肾功能正常，可高于总能量的 20%。

一般来说，糖尿病患者每天摄入瘦肉不应当超过 150 g，植物油应当控制在 25 ml，同时可适当摄入豆制品和 1 杯牛奶，米面类不超过 300 g（6 两），叶类蔬菜可以摄入 500 g，低含糖量的水果 250 g 左右。每日不得少于三餐，建议采用少食多餐的饮食方式，每天分 5 ～ 6 餐进食，保持饮食规律。一般按照 1：2：2 或 1：1：1 能量比分配三餐食物。若某餐后血糖高于或某个时间易发生低血糖，就应增加餐次。

3. 如何选择主食？

碳水化合物为人体提供 55% ～ 65% 的能量，是非常重要的，主要由食物中的主食等提供，每日三餐都要吃一些主食，每次不要超过 100 g（2 两），粗粮和细粮搭配食用。主食主要包括谷薯类和杂豆，谷类推荐杂粮，包括糙米、燕麦、荞麦等，薯类和杂豆都很优质，比如芋头、山药、马铃薯、地瓜、南瓜、红豆、绿豆、芸豆。需要注意的是，莲子、藕、栗子都属于主食，而黄豆、黑豆、青豆并不是主食。

想要提示大家的还有，碳水化合物和"糖"不是一个概念，碳水化合物包括"糖",但更重要的是还是人体必需的复合碳水化合物(如淀粉等),而我们平时所说的糖是添加糖。添加糖包括绵白糖、冰糖、红糖、蜂蜜等,这些都应尽量少吃,健康人群摄入糖一天不要超过 25 g(半两),糖尿病患者更应当尽量不吃。

对于糖尿病患者来说,适当多摄入一点蛋白质和脂肪,减少一点碳水化合物的摄入,有利于血糖的控制。但是糖尿病患者却不适宜过度减少碳水化合物的摄入,否则为了摄入足够的能量,必然要摄入过量的蛋白质和脂肪,这对糖尿病患者来说是有害的。可能会加重肥胖的程度,容易加重动脉粥样硬化的程度,引起患者血管病变的发生与发展;如果脂肪、蛋白质代谢不完全,易并发酮症酸中毒;高蛋白饮食可使肝、肾负担加重。

4. 为什么要控制脂肪摄入?

糖尿病患者需要控制脂肪摄入,尤其是饱和脂肪酸和反式脂肪酸的摄入,以减少心血管疾病和肥胖的风险。

首先,脂肪摄入过多容易导致肥胖,而肥胖是糖尿病的一个主要危险因素。肥胖会影响胰岛素的敏感性,使得身体对胰岛素的反应变差,从而加重糖尿病的症状。

其次,脂肪的消化和吸收会影响胰岛素的分泌。饮食中过多的脂肪会导致消化酶的分泌增加,使得胰岛素的分泌也增加,进而导致血糖水平升高。

此外,脂肪也会影响血液中的胆固醇和三酰甘油水平。高胆固醇和高三酰甘油水平会增加心血管疾病的风险,而糖尿病患者本身心血管疾病的发生率就较高。

建议增加不饱和脂肪酸的摄入,选择瘦肉、鱼类、豆类、坚果和橄榄油等富含不饱和脂肪酸的食品。不饱和脂肪酸具有许多重要的生理功能,包括降低血液中的三酰甘油和胆固醇水平,预防心血管疾病、炎症和自身免疫疾病。此外,还有助于改善情绪和认知功能,缓解抑郁和焦虑症状等。

尤其是 ω–3 脂肪酸会使细胞膜的活性增强，使其表面的胰岛素的受体数量增多，因而会增强机体对胰岛素的敏感性，加大血糖的消耗及将血糖转化为糖原，使人体血液中的葡萄糖始终处于平衡状态，因此能大大减少糖尿病的发生。由于人体无法自己合成 ω–3 脂肪酸，因此需要从食物中摄取。世界卫生组织建议，成人每周至少摄入 500 mg 的二十碳五烯酸（eicosapentaenoic acid，EPA）和二十二碳六烯酸（docosahexacnoic acid，DHA），而儿童的推荐摄入量则根据年龄而异。

特别需要注意的是，女性在受孕期间和哺乳期要确保足够的必需脂肪酸摄入，以满足胎儿和婴儿发育的需要。

5. 补充足够的维生素和矿物质

糖尿病人的膳食必须保证充足的维生素和矿物质。典型的有以下几种。

（1）维生素 B_1 在体内可参与糖类与脂肪的代谢，能帮助葡萄糖转化成能量，控制血糖升高；它还可以维持糖尿病患者正常的糖代谢和神经传导的功能，维护微血管健康，预防高血糖引起的微血管病变以及肾病的发生。每天需要摄入 1.2 ~ 1.4 mg 维生素 B_1。维生素 B_1 同复合维生素 B 一起摄入，能促进人体的吸收。在食用富含维生素 B_1 的食物时，最好搭配一些其他维生素，如维生素 B_2、维生素 B_6 等。

饭后服用胃酸抑制剂的患者，药物会导致维生素 B_1 的流失，因此，需要酌情增加维生素 B_1 的量，防止机体因维生素 B_1 缺乏引发糖尿病患者肾脏病变。

（2）维生素 B_2 可以帮助机体内糖类的分解和代谢，提高糖尿病患者对环境的应激适应能力，清除体内的自由基，从而保护胰岛细胞，使得胰岛素能正常分泌，调节血糖稳定。维生素 B_2 每日摄取 1.2 ~ 1.4 mg 即可。吃维生素 B_2 含量丰富的食物时，糖友们可搭配富含维生素 C 的食物，如西蓝花、青椒等，这样更有利于人体对维生素 B_2 的吸收，降糖效果更佳。

（3）维生素 C（又称抗坏血酸）可以影响胰岛素的敏感性，增强胰岛素的作用。胰岛素是调节血糖水平的激素之一，它可以促进葡萄糖的转运和利用，从而降低血糖水平。因此，适当地摄入维生素 C 有助于控制血糖，预防糖尿病。

此外，维生素 C 还可以减少血糖升高引起的血管内皮损伤和炎症反应，有利于预防糖尿病相关的并发症，如心血管疾病和肾病等。维生素 C 还具有抗氧化作用，可以减少自由基的产生，预防氧化损伤和炎症反应，有助于保护胰岛细胞免受糖尿病的损伤。

需要注意的是，高剂量的维生素 C 摄入可能会对糖尿病患者产生一定的不良影响，如导致胃肠道不适、增加尿糖排泄等。因此，糖尿病患者在使用维生素 C 补充剂时不要超量使用。在日常饮食中，可以通过增加水果和蔬菜的摄入来增加维生素 C 的摄入量。维生素 C 的推荐摄入量为每天 100 mg，每天大概吃 200 g 橙子即可。在摄取富含维生素 C 的食物的时候，可以搭配富含 B 族维生素的食物，如谷类、坚果类、蛋类等，能相互促进吸收，从而提高机体的免疫力，预防疾病的发生。

（4）维生素 E 是一种天然的脂溶性抗氧化剂，能帮助清除体内的自由基，保护我们的胰岛细胞免受自由基的侵害；同时，它还能改善我们身体对胰岛素的敏感性，通过促使前列腺素合成、抑制血栓素生成等，改善机体血液的高凝状态，减轻动脉硬化及微血管病变。我国居民的饮食结构以植物性食物为主，所以维生素 E 的摄入较充足，不用再额外补充。当然一些特殊人群可能需要适量增加摄入量，如体弱多病的人、化疗的病人、月经不调的女性等。维生素 C 能够强化维生素 E 的效果，保护它不被氧化。所以吃维生素 E 时最好搭配维生素 C 一起吃。另一种营养素与维生素 E 也是相互"帮助"的，它就是硒，所以维生素 E 和硒搭配食用也是一个不错的选择。

（5）钙能够帮助胰腺传达"分泌胰岛素"的信息。当我们体内的血糖升高时，钙就会将"身体需要胰岛素调节血糖"的信息传给胰腺，这样一来，就会促使胰岛素分泌，来帮助机体平衡血糖，不至于让血糖升得过高。我国居民普遍缺钙，这就是我们需要每天补钙（喝牛奶等）的原因之一。通常，喝牛奶、喝骨头汤等补钙方式效果一般，所以有的人还需要吃补钙营养品来增加钙的摄入量，如喝牛奶过敏的人、缺乏运动的人、试图减肥的人等。维生素 D 和钙是很好的搭配，糖友们在选择钙质含量丰富的食物的时候，最好搭配一些维生素 D 含量丰富的食物，如鱼肉、蛋黄等，以促进钙质吸收。与钙联系密切的另一种元素是磷，在摄入的时候对它们的比例最好加以控制，通常钙与磷的质量比最好控制在 1 : 1 ~ 1 : 1.5。

（6）镁能让糖的利用率增加，镁～元素除了能起到促进胰岛素分泌的作用以外，它还是减压效果最好的矿物质，它能促进胰岛素的分泌，提高胰岛素的敏感性，降低血糖。而且，它还能促进糖的氧化磷酸化和糖酵解，同时作为辅酶，可加强细胞膜上糖的运转，使细胞对糖加以利用。女性在孕期和哺乳期要适当增加镁的摄入量。镁和钙一样大多存在于骨骼中，婴幼儿每天需要镁 50 ~ 150 mg，成年人建议每天摄入 330 mg。糖友们在进食含镁丰富的食物时，可以搭配钙质，两者能够相互促进吸收，补充镁的同时，也能增强补钙的效果，防止体内钙质的缺乏。蛋白质、维生素 D、乳糖也能促进机体对镁的吸收，补充镁的时候可以相互搭配；草酸、饱和脂肪酸会干扰镁的吸收，所以在饮食上要多加注意，喝茶不要太浓，巧克力要少吃。

（7）锌是胰腺制造胰岛素的必要元素，没有锌元素，胰岛素的合成就无从谈起，它能促进胰岛素原的转化，提升血清中胰岛素的水平，从而加强机体对葡萄糖的利用，起到平稳血糖和降糖的作用。而且，如果缺锌，还会直接引起糖尿病的发生。孕妇和哺乳期妇女需要适当增加摄入量，成人每天的建议摄入量为 7.5 ~ 15.0 mg。孕妇和哺乳期女性需要适当增加，每天分别为 20 mg 和 25 mg。蛋白质、维生素 D、钙等营养素能促进机体对锌的吸收，补锌的时候可以合理选择一些富含这些营养素的食物，既能稳定血糖，又有利于营养素吸收。补锌时可以搭配铁，两者有协同作用，能相互促进吸收，还能预防贫血。

6. 高膳食纤维的摄入

膳食纤维在胃肠道中能延缓和减少碳水化合物吸收、增加食物体积、加快食物通过肠道、软化大便等。膳食纤维摄入胃肠后，吸水膨胀呈胶状，能延缓食物中葡萄糖的吸收，从而降低机体胰岛素需求量，减轻胰岛细胞的负担，增进胰岛素与受体的结合，起到降低餐后血糖的作用。建议的日摄取量为 25 ～ 35 g。通常我们建议，膳食纤维的日摄取量在 25 ～ 35 g。植物性食物的膳食纤维含量非常丰富，建议多食一些。膳食纤维在一定程度上阻碍了钙、铁、锌等元素的吸收，在补充膳食纤维的同时，还应适量多吃些富含钙、铁、锌的食物，以防止体内矿物质的缺乏。每天膳食纤维的摄入量最好不要超过建议摄取量，不然会导致腹胀、消化不良等不适，对蛋白质的消化吸收也不利。

7. 为什么要控制盐的摄入量？

无论血糖是否异常，都应当控制食盐和含盐高的食物的摄入。人体一天摄入 5 g 盐就可满足机体的需求，而我国大部分地区盐的摄入量都在人均 10 g 以上。特别是我国北方地区人均每天摄入盐达到 15 g 以上。而高血压、心脏病和脑卒中的发病率明显偏高，糖尿病患者本身就是高血压和心脑血管疾病的高危人群，因此更应当限制食物中盐的摄入量，最好能控制在 5 g 以下。如果伴有肾脏疾病，就更要采取低盐饮食，在肾功能衰竭期间需要控制在每日 3 g 以下。我们平常在加盐时，往往都是估摸着加，一不小心就加多了，最好平时多用限盐勺，限盐勺有 2 g 或 5 g 等种类，用来控盐更准确。

8. 医生为什么让我们细嚼慢咽？

医生总是告诉我们，吃饭要慢一点，每一口嚼 30 下，这样有什么好处呢？因为我们的大脑中有两个特殊的神经中枢，分别主管着饱腹和饥饿的感觉，根据它们向大脑传递的信号，大脑发出指令确认我们是否吃饱了。如果一个人吃饭速度非常快，明明已经摄入了足够多的食物，可是血糖还来不及升高，大脑也没有接收到"吃饱了"的信号，无法发出"饱"的指令，因此你依然感觉饿，就会继续吃。当最终血糖升高，大脑发出停止进食的信号时，往往早已摄入了过多的食物而吃撑了。吃得越多，能量摄入越多，这些能量消耗不掉，不仅会导致体重增加，血糖也会难以控制。因此，糖尿病患者一定要放慢吃饭的速度。细嚼慢咽不仅可以增强营养的吸收，而且能使大脑有足够的时间接收信号，发出"饱"的指令，这样就减少了进食量。

9. 食物血糖指数和血糖负荷是什么意思？

食物的血糖指数（glycemic index，GI）是指吃了这种食物后对血糖影响的程度，血糖指数高就是对血糖影响大，反之则小。GI > 75 的食物就是高血糖指数的食物，GI < 50 的食物就是低血糖指数的食物，介于两者之间的为中血糖指数的食物。

食物的血糖负荷（glycemic load，GL）是将食物中碳水化合物含量（g）和该食物血糖指数值相乘后除以 100 得出的指数。GL > 20 为高血糖负荷，GL < 10 为低血糖负荷，它代表了摄入某种食物后将对血糖产生的真正影响。

食用低血糖负荷的食物可以帮助控制血糖水平，因为这些食物会缓慢地释放糖分进入血液，从而使血糖升高的幅度和时间都减少。

因为有些食物的 GI 很高，但事实上其碳水化合物含量很少，日常食用并不会造成血糖大幅上升，例如苹果的 GI 值为 36，100 g 苹果的碳水含量为 25.6 g，则 100 g 苹果的 GL 为 4.43，是低 GL 食物；米饭 GI 值为 83.2，100 g 米饭的碳水含量为 25.6 g，则 100 g 米饭的 GL 为 21.30，属高于 GL 食物。

健康人的饮食不太强调根据血糖指数和血糖负荷选择饮食，但糖尿病患者则应根据血糖指数和血糖负荷选择食物，以免餐后血糖升高太快而使血糖波动太大。一些低血糖负荷的食物包括绿叶蔬菜、豆类、坚果和种子、全谷物和水果等。而高血糖负荷的食物包括糖果、甜饮料、白面包、米饭和马铃薯等。

10. 糖尿病人需要戒烟吗？

我国是一个烟草生产和消费大国，但烟草能够对健康产生严重危害。第一，吸烟会增加糖尿病的发病率。受孕期间吸烟的孕妇与不吸烟的孕妇相比，其后代成年后患糖尿病的概率高出 4 倍，孕妇自身的糖尿病发病率也有增加。

第二，吸烟影响糖尿病患者的血糖稳定程度。这是由于吸烟会加重胰岛素抵抗的程度，吸烟量越大，影响越严重。

第三，吸烟增大了糖尿病并发症的发病风险和严重程度，特别是会增大心脑血管和下肢血管病变的程度。吸烟会增加血管收缩、加速血管内皮损伤，从而导致心脏病、卒中等心血管疾病的风险增加；同时，吸烟还会损伤神经和血管，加重糖尿病患者的神经病变和视网膜病变等并发症的风险。由于糖尿病患者本身抵抗力就低下，吸烟引起肺癌的风险也要远高于非糖尿病吸烟者，更高于不吸烟者，因此糖尿病患者要尽早戒烟。

如果无法彻底戒烟，也应该尽量减少吸烟量，同时采取其他措施来降低吸烟对身体的危害。这些措施包括：寻求医生的帮助，使用药物辅助戒烟；加强锻炼，增强身体健康；注意饮食，尽量避免高热量、高脂肪的食物；保持良好的心态，减轻心理压力。

11. 糖尿病患者可以喝酒吗？

酒精作为一级致癌物，早在 2014 年，世界卫生组织就曾公布过酒精与超过 200 种疾病和伤害的相关性，其中最显著的就是酒精依赖、肝硬化和癌症。《中国 2 型糖尿病防治指南（2010 年版）》中指出，不推荐糖尿病患者饮酒，如果平时不喝酒，不建议饮酒，而对于非喝不可的人来说，一定要限量：女性每天不超过 1 个酒精单位，男性每天不超过 2 个酒精单位，每周不超过 2 次。1 个酒精单位是指含有 10 g 酒精的酒。

喝酒后，饮食热量要相应减少。通常，1 个酒精单位的酒能够为我们提供 70 千卡左右（约 293kJ）的热量，大概相当于 20 g 大米饭的热量。所以糖尿病患者在喝酒后，全天的饮食总热量要相应减少。喝酒时，尽量选择干啤或干红。

1 个酒精单位的酒相当于：啤酒（酒精含量 3.5% ~ 5%）350 ml，红酒（酒精含量 12% ~ 15%）150 ml，白酒（酒精含量 40% ~ 50%）45 ml。

酒精虽然能为人体生命活动提供热量，但是不能替换主食中的蛋白质、维生素、矿物质等营养素，几乎没有任何营养价值。另外，酒精会导致使用胰岛素的糖尿病患者血糖过低，有低血糖的人最好戒酒。过量饮酒会导致严重后果，酒精主要在胃、小肠中吸收，几乎全部被肝脏代谢，所以过量喝酒，不但会给肝脏带来巨大的伤害，还会导致急性肝损害（酒精中毒）、慢性肝损害，酒精性脂肪肝、肝硬化；血脂异常、动脉硬化；高血压、脑卒中；食管癌、胃癌、大肠癌等；酒精依赖、成瘾、交通事故、暴力事件等；骨质疏松、痛风、营养不良以及肥胖等。

酒精代谢过程中，乙醛脱氢酶是肝脏最重要的酶，它负责将乙醇气化成乙醛，体内乙醛脱氢酶活性高的人，酒精代谢能力强，酒量也大。但是，它与遗传有关，经常喝酒者，体内乙醛脱氢酶的活性会适量增加，但是不会被其他物质诱导，所以，水果、茶水、果汁等，都不会起到解酒的效果。

红酒也不建议喝。我们常常听人说，"常喝点红酒对健康有利""红酒能软化血管""女性喝红酒能美容"等等，但是，这些说法是不可靠的，尤其不适合糖尿病病人。权威医学期刊《柳叶刀》已有研究指出：适量饮酒有益的说法根本不存在。红酒中最为人津津乐道的是所含的白藜芦醇，这种物质能够对心血管健康起到保护效果，但是，普通红酒中的白藜芦醇含量仅为 1.5 ~ 3.0 mg/L，难以达到相应的有效剂量，所以也起不到较明显的保护心血管健康的作用。一个体重 60 kg 的人，每天喝 3 L红酒才能获取足够的白藜芦醇。这对身体是一个严重的负担。因此，靠喝红酒来保健是没有意义的。

12. 你会饮水吗？

糖尿病患者如果没有并发肾病、心脏疾病，也不存在水肿及其他限制饮水的情况，应注意多饮水，尤其在夏日，不要等渴了再喝。每天保证摄水量不少于 1500 ml，摄入 6 ~ 8 杯水（1500 ~ 2000 ml），在活动量变大、出汗变多、发热或呕吐、腹泻时，应额外补充水分。

糖友们在平时，一定要养成定时饮水的良好习惯，每天清晨和临睡前，劳动、活动后应饮水。每次饮水量宜控制在 250 ～ 300 ml，分 2 ～ 3 次饮用。另外，饭前、饭后半小时内和吃饭过程中不宜大量喝水。喝白开水最理想的时间是早晨，空腹喝上一杯，温热的白开水对身体非常有益。

对中老年糖友们来说，早上起来喝一杯白开水，能帮助稀释血液，降低血液黏稠度，促进血液循环，还能防止并发心脑血管疾病。对年轻人而言，夜间睡眠体内水分会流失，早起后空腹喝一杯温开水能起到解渴、利尿、促进肠胃蠕动的作用，长期坚持还能使皮肤变得越来越好。

13. 糖尿病患者能吃水果吗？

答案是肯定的。因为大多数水果里含有丰富的维生素，有些水果含有丰富的黄酮类物质，还有一些水果含有较多的可溶性膳食纤维，这些物质都有助于平衡营养、稳定血糖水平，因此适当吃些水果有利于糖尿病患者的康复。不过，糖尿病患者吃水果时应注意以下几个方面。

（1）量的限制：一般的糖尿病患者每天吃半斤（250 g）水果就可以，水果相当于一个中等大小的苹果或一个橘子。

（2）品种的选择：尽量选择血糖指数低的水果，如橘子、猕猴桃、柑、梨和苹果，而尽量避免血糖指数高的水果，如香蕉、芒果等。

（3）时间的选择：尽量在两餐之间吃水果。

（4）水果所提供的能量应当从主食中去除。病情重、血糖控制不稳定的糖尿病病人暂时不宜吃水果，在血糖平稳后再吃。

14. 很想吃甜食怎么办？

有时候越是告诉自己不能吃糖，身体就越是渴望吃糖：糖果、蛋糕、冰淇淋、饼干，绕着圈在眼前飞，真是容易失控，这可怎么办呢？可以选择尝一尝：一份甜品，和家人朋友一起吃，饼干只吃一块，蛋糕吃两口，尝到了美味，也适可而止，不会引起血糖的波动。或者选择代糖，比如木糖醇、麦芽糖醇、山梨醇、赤藓糖醇、罗汉果糖等，代糖很甜，但不会产生血糖波动，也不会增加热量的摄入，是对控制血糖很友好又能品尝甜味的"糖类替代品"，可以选择自己动手，用代糖烹饪美食，也可以选择用使用了代糖的无糖食品。但是，有一些研究显示，长期大量使用某些代糖，对身体会有不良作用，所以偶尔解馋即可，也不要贪食噢！

15. 有没有能够降血糖的食物？

有些食物具有一定辅助降糖的作用，但并不是吃了这些食物就可以不吃降糖药了以下食物可以帮助稳定血糖。

（1）富含槲皮素的食物：酸苹果、洋葱、番茄、绿叶蔬菜、浆果等，常吃此类食物的男性死于糖尿病、糖尿病性心脏病的概率可降低约20%。

（2）肉桂：每天吃一匙肉桂可促使体内的血糖更快地转化成能量。糖尿病患者若每天服适量的肉桂提取物，连续服 40 d，其餐后血糖的水平可明显降低，心脏的健康状况也能得到明显的改善。

（3）深海鱼：糖尿病患者患心脏病的概率是普通人群的 2 倍，而此病患者若常吃富含 ω–3 脂肪酸的深海鱼类，可降低其体内低密度脂蛋白胆固醇和甘油三酯的水平，提高其体内高密度脂蛋白胆固醇的水平，从而可有效地预防心脏病。

（4）高纤维食物：主要包括水果、蔬菜、豆类、糙米、全麦通心粉、麦片等。

（5）豆荚类食物：鹰嘴豆、菜豆和小扁豆等。可延缓葡萄糖进入血液循环的速度，从而抑制餐后血糖峰值的出现。

（6）富含黄酮类物质：绿茶具有抗氧化、消炎、抗过敏的功效，可有效预防因长期摄入高脂肪食物或疏于体育锻炼而引起的心脏病和糖尿病。

（7）纯黑巧克力：起到一定的降血糖、降血压、降低低密度脂蛋白胆固醇含量和改善血管功能的作用。

（8）醋：醋酸具有抑制双酶的生成、降血糖等作用，其功效类似于糖苷酶拟制剂。

16. 不吃饭，血糖就不会升高了吧？

有的糖尿病患者以为，既然吃饭会升糖，那不吃饭血糖就不高了吧？那就少吃几顿饭吧！如果这样做了，结果，他们往往会发现，血糖不降反升！这样的做法很容易导致低血糖和饥饿性酮症，还会发生低血糖后反跳性高血糖（即"苏木杰现象"），使血糖出现大幅度波动，这样更加不利于血糖的控制，而且血糖波动大对于预防并发症也是百害而无一利的。

所谓糖尿病饮食的控制，其核心在于注意控制饮食的质和量。量即饮食的总热量，根据自己的身高、体重及劳动强度计算出自己一天所需的总热量；质即饮食的结构：每天饮食当中都要有充足的、比较合理的碳水化合物、蛋白质、优质的脂肪、维生素和矿物质、膳食纤维。适当地控制饮食是为了避免过度刺激胰岛 B 细胞分泌胰岛素，这样能减轻胰岛 B 细胞的负担。健康、合理地规划饮食，保证血糖平衡，才是重中之重。

17. 推荐食物

适合糖尿病患者吃的食物。

（1）蔬菜：菠菜、芹菜、白菜、西蓝花、胡萝卜、洋葱等。

（2）水果：苹果、梨、柑橘、草莓、覆盆子、蓝莓等。

（3）全谷类食物：燕麦、糙米、全麦面包、全麦意大利面等。

（4）瘦肉：鸡胸肉、火鸡胸肉、瘦牛肉等。

（5）鱼类：鲑鱼、鳕鱼、沙丁鱼等。

（6）豆类：黑豆、红豆、黄豆、豌豆等。

（7）酸奶：低脂酸奶、希腊酸奶等。

（8）坚果：核桃、腰果、杏仁等。

18. 为什么糖尿病患者一定要保证良好的睡眠？

身心健康有赖于良好的睡眠。美国研究人员发现，不良的睡眠习惯会增加人们患糖尿病的风险。美国哥伦比亚大学和英国伦敦大学医学院的研究人员共同进行了这项调查。研究人员对9000名志愿者进行了跟踪调查。研究开始时，参试者中无一例糖尿病，10年后，430人患上了糖尿病。结果显示，与每夜睡眠7 h的人群相比，那些睡眠时间不足5 h或超过9 h的人，患糖尿病的概率会增加50%左右。研究人员指出，睡眠过少会妨碍人体对血糖的调节，而睡眠过多则是其他健康问题的一个信号。每晚睡7～8小时最有益健康。可是很多人保证不了足够的睡眠时间，经常是睡前刷刷手机一不小心就到了12点，长此以往，血糖也会受到影响。给自己规划一个合理的休息时间，睡前少刷手机，或者适量地午睡，是保障血糖平稳的必要条件。

第四节 学会玩，享受玩

工作和生活中常常会有各种各样的压力，适当的娱乐可以帮助人们缓解这些压力，减轻身心负担，缓解抑郁、焦虑等情绪问题，让人感到放松和愉悦，提高幸福感和生活质量。对于工作忙碌的糖尿病患者来说，拥有几项喜爱的业余活动，是非常有益的，比如运动、读书、适量的游戏、旅行、书法、绘画、音乐等，而运动是重要且必要的。

1. 为什么糖尿病患者更应该有规律地运动呢？

运动的好处很多，最典型、最与糖尿病患者息息相关的是下面几点。

（1）增强心肺功能：有氧运动可以增强心肺功能，提高心肺耐力和心肺能力，降低心血管疾病的风险。

（2）控制体重：运动可以消耗热量，有助于减轻体重和维持健康的体重。

（3）促进血液循环：运动可以促进血液循环，增加氧气，使营养物质输送到身体的各个部位，同时有助于清除代谢产物和毒素。

（4）增强免疫力：适度的运动可以增强身体的免疫力，提高身体抵抗力，预防和减少疾病的发生。

（5）缓解压力：运动可以释放身体内的压力，有助于缓解精神压力和情绪问题，提高心理健康水平。

（6）增强骨密度：运动可以增强骨密度，有助于预防和延缓骨质疏松症的发生。

2. 为什么运动能让人愉快？

运动能让人感到愉快有多方面的因素：

（1）分泌快乐的激素：运动能够促进人体分泌内啡肽、多巴胺和血清素等快乐的激素，这些物质可以促进情绪上的愉悦感和放松感，提升人的幸福感和自信心。

（2）缓解压力：运动能够缓解身体和心理上的压力，减少焦虑和抑郁的情绪，提高身体的抗压能力。

（3）增加社交机会：一些运动项目，如团体运动、健身课程等，能够提供社交机会，增加与他人的互动，增强社交能力和情感联系。

（4）提升身体素质：长期坚持运动能够提升身体素质，包括增强心肺功能、改善体形和姿态、增强肌肉力量和柔韧性等，这些都可以提高身体的能力和自信心。

3. 糖尿病患者进行体育运动有哪些注意事项？

运动要因人而异，糖尿病患者不仅有必要通过运动来控制血糖，提高身体的代谢率和敏感性，而且更要选择适当的运动方式，可以选择步行、慢跑、游泳、骑自行车等低强度、长时间的运动方式。避免进行剧烈、高强度的运动，以免出现低血糖等不良反应。

（1）控制运动强度和时间：糖尿病患者应该逐渐增加运动时间和强度，避免短时间内过度运动，建议每周进行至少 150 min 的中等强度运动或 75 min 的高强度运动。

（2）监测血糖水平：在运动前、运动中和运动后都应该监测血糖水平，以便及时调整饮食和胰岛素用量，以避免低血糖和高血糖的风险。

（3）注意保护足部：糖尿病患者应该选择适合的运动鞋，避免穿高跟鞋和紧身鞋，同时在运动前和运动后检查足部是否有受伤和磨损，避免发生足部感染等并发症。

4. 糖尿病患者运动小贴士

（1）运动时，随身携带两样小东西。

①普通的糖果、含糖巧克力或小饼干。运动时，肌肉消耗的能量更多，糖尿病患者如果运动前进餐少，加上注射了胰岛素，很容易因葡萄糖消耗过多，导致出现低血糖的情况。当出现头晕等症状时，及时吃一块糖（如水果糖、奶糖等）、含糖巧克力（纯黑巧克力可不行噢）或者小饼干，可以迅速缓解低血糖症状。

②健康卡片。健康卡片是根据糖友自己的病情制作的，在发生意外的情况下，可以帮助糖友们脱离危险。需要在卡片上注明自己的身体情况、家属的联系方式、医生的联系方式，以备不时之需。

（2）运动前要做适量的热身运动。热身运动的目的在于通过较为缓慢的、渐进的方式，逐步增加运动的强度，以提高心血管系统对运动的适应性，帮助改善关节、韧带、肌肉的柔韧性，避免诸如肌肉、韧带的拉伤等多种问题的发生。

热身时长也有说法噢！热身要占运动总时长的 10% ~ 20%。假如你打算做 1 h 的有氧运动，那么热身时间应该在 6 ~ 12 min。热身活动因人而异，选择什么样的准备活动，也因人而异，糖尿病患者可以根据自己的情况，选择喜欢的方式作为热身，如伸展伸展腰背、踢踢腿、慢走一会儿等，一般要进行 5 ~ 10 min。

（3）运动装备也有讲究。服装和鞋子都要选择好，最好不要选择布鞋。很多患有糖尿病的老人喜欢穿布鞋散步，觉得布鞋柔软、轻便，价格又低廉。其实，最好不要选择布鞋——因为软，布鞋很容易让针、石子等扎破鞋底。如果有神经病变，对疼痛的感觉会很弱，脚被扎破也很难察觉，容易引起足部溃疡。所以糖尿病患者尤其是老年人，要挑选合适的鞋子，如底硬、垫软、宽头的鞋是较为合适的。当然在穿鞋前，还要检查鞋子是否有破损、有无沙子等异物存留在鞋内。

选择服装也要用心。寒冷季节，要选择保暖的服装，最好选薄的多层衣服，在运动过程中如果感到热，可以脱掉几件。最外层最好穿透气性较好的保暖服饰，如羽绒服、羽绒背心。帽子、手套等也要戴好。

在暖和的季节，糖尿病朋友最好选择通透性好的服装。夏季时，预备一顶轻便的帽子，防止阳光直射，避免头部皮肤晒伤。衣服面料最好选用质地轻柔、干爽、透气性佳的。

（4）运动计划巧安排。糖友们在制订运动计划时，要充分考虑可操作性和便于长期坚持两个方面。制订运动计划时，要充分了解"个人状况"，如性别、年龄、体形、体力、生活习惯、劳动、运动习惯、运动经验、运动爱好等。一定要量力而行，不宜超出自己的体能范围。另外，在制订运动计划时要注意安全性，运动量要酌情逐步增加。

运动后若立即坐下来休息，会阻碍下肢血液回流，影响血液循环，加重疲劳感，可避免运动后出现头晕乏力、恶心呕吐、眼花等现象。所以运动结束后要做一些放松的调整活动，加快恢复体能、消除疲劳，如徒手操、步行、放松按摩、呼吸节律放松操等。运动后休息 30 min，适当饮用一些淡盐水，待呼吸和心跳恢复正常，再进行其他活动。

（5）锻炼要坚持，更要适度。糖尿病患者最好每日适度锻炼，或每周至少 4 天定时进行锻炼，每次运动时间持续 20 ~ 40 min，才能使运动治疗达到期待效果。

运动时间的掌握极为重要，既不能运动时间过短，时间过短达不到降低血糖的目的，也不能运动时间过长，过犹不及，使病情加重。目前多数推荐进餐后 1 ~ 2 h 开始运动最为合理。生理学研究表明，糖尿病患者运动开始的 10 min，达不到降血糖的作用，运动时间达到 20 ~ 30 min，效果最佳；运动时间超过 40 min，虽然血糖下降了，但血中脂肪酸增加，会加重糖尿病的病情。

5. 糖尿病患者进行读书、书法、绘画等静态娱乐的注意事项

糖尿病患者需要注意控制好时间，避免长时间地保持同一姿势。让

身体处于完全静态，容易导致血糖不稳定，而且对眼睛也有一定的伤害。建议糖尿病患者每隔一定时间就站起来走动一下。读书时可以选择适合自己的阅读方式，比如选择合适的书籍类型和阅读方式。可以选择一些有趣的、轻松的读物来放松自己，也可以选择电子书阅读器等工具来听书，以减少眼睛的疲劳。适量的电子游戏、桌游也要注意张弛有度，动静结合。

第五节 多关注患糖尿病的特殊人群

1. 特殊人群患糖尿病

主要包括老年糖尿病、妊娠糖尿病、儿童糖尿病。

（1）老年糖尿病：老年人（60岁以上）大部分为2型糖尿病，最大特点是症状不典型，有些老年人直到体检时测血糖值，才发现自己得了糖尿病，之前完全没有感到异样。其次，老年人糖尿病患者并发症多，进展快。而且，血糖控制更为困难。

因此，60岁以上的老年人发生不明原因的肥胖或消瘦、持续口渴、伤口感染不易愈合等情况，或者发生眼部、下肢、心脑血管及肾脏病变，都有患糖尿病的可能，要及时检测血糖值，并去医院进行诊断。一旦确诊为糖尿病，老年患者及其家属应当及时、积极配合医生进行治疗，控制并发症的发生和进展，提高患者的生活质量。

（2）妊娠糖尿病，即在妊娠阶段的女性出现血糖异常。

妊娠糖尿病包括两种情况：

①在妊娠前已经患有糖尿病，之后受孕，这种情况称为糖尿病合并妊娠。因此，如果糖尿病的高危人群（如肥胖者、高龄孕妇、有糖尿病家族史或已经生出过巨大儿者）准备受孕，在备孕前就应当监测空腹和餐后血糖，若空腹血糖值处于临界状态（6.1 ~ 7.0 mmol/L），还应进行

糖耐量试验。没有条件在孕前检查血糖者，在常规孕检和建立孕妇档案时也应当检测空腹和餐后血糖，以排除孕前即患有糖尿病的可能。

②妊娠前没有患糖尿病，在妊娠后发现有糖尿病，这种情况被称为妊娠糖尿病。妊娠糖尿病对孕妇、胎儿和新生儿均会产生不良影响。

妊娠糖尿病患者如果再次妊娠，复发率高达 33% ~ 69%。因此，患有妊娠糖尿病的准妈妈在整个妊娠过程中，都应在医生的严密监督下，进行运动和饮食干预，以维持血糖水平。如果饮食和运动干预效果不佳，患者可在医生的指导下，通过注射胰岛素来控制血糖。但是，妊娠糖尿病患者不能口服降糖药来控制糖尿病，这是因为口服的降糖药特别是磺脲类降糖药，可通过胎盘刺激胎儿的胰岛，导致新生儿低血糖，还可诱发多种胎儿畸形。

产前筛查是一种有效的预防妊娠糖尿病的方法，在受孕前或受孕期间通过一系列的检查，对孕妇的胎儿患某些疾病的风险进行评估。对于妊娠糖尿病，常见的产前筛查方法包括口服葡萄糖耐量试验（OGTT）、空腹血糖检测和随机血糖检测等。

如果孕妇有妊娠糖尿病的家族史或者本身有其他糖尿病的风险因素，应该在孕期进行产前筛查，及时发现并治疗妊娠糖尿病。此外，以下措施也有助于预防妊娠糖尿病的发生：保持适当的体重和饮食，尤其是减少高糖和高脂肪的食物摄入；积极参加适当的运动，如散步、游泳等；控制情绪，避免过度焦虑和压力。

2. 运动对糖尿病"孕妈妈"的好处

（1）减轻妊娠时的胰岛素抵抗，帮助孕妈妈有效控制血糖。

（2）促进孕妈妈的消化和吸收的功能，为胎儿提供更好、更全面的营养。

（3）刺激肚子里宝宝的神经系统、呼吸系统、免疫系统等多个系统的发育。

（4）促进孕妈妈血液循环，提高血中氧的含量，让孕妈妈保持更好的精神状态。

（5）促进孕妈妈和胎宝宝的新陈代谢，孕妈妈体质会因为做适量的运动而变得更好，胎宝宝的免疫力也会大大提升。

（6）适当运动能够帮助孕妈妈锻炼肌肉和骨盆关节，这样可使孕妈妈分娩过程更加顺利。不同时期孕妈妈可选择不同的运动。受孕4个月内，孕妈妈可以选择一些有氧运动，可避免情绪出现大的波动，减轻妊娠反应，促进胎儿发育。游泳、快步走、慢跑、简单的韵律操等都是适合孕妇做的运动。在家也可以做做家务，如擦桌子、扫地、买菜等。跳跃、旋转的运动不适合受孕4个月内的妈妈。受孕4～7个月到了孕中期，胎盘形成，此时孕妈妈可以适当增加一些运动量，增加运动的次数或延长运动的时间等，但是运动强度不宜增加。这个时期的孕妇非常适合散步，因为不但危险低，还能增加孕妈妈的耐力，对分娩也有好处。孕妈妈每天可以散步1 h左右，散步地点的空气要流通、人要少，最好是在户外。

受孕8～10个月到了孕后期，由于离预产期越来越近，孕妈妈的体重也会增加得很明显，身体的负担加重了，此时运动要讲究一个"慢"字——要注意安全，不能过于疲劳，时间不能过长。这样对分娩和宝宝的健康都有利。到了孕后期，孕妈妈要为分娩做准备了，一些伸展运动、屈伸双腿运动、轻轻地扭扭骨盆等简单的运动，能够帮助孕妈妈伸展和放松肌肉，减轻背部酸痛，除了让身体感觉更舒服、更放松之外，还有利于分娩。

（7）有没有运动习惯，运动选择大不同。如果孕妈妈之前没有运动的习惯，或者运动很少，刚开始运动时适合选择一些轻微的活动，如散步、坐健身球等，然后慢慢增加运动量和运动强度。如果孕妈妈之前有较好的运动习惯，可以选择游泳、打乒乓球一类的运动，但是也要记住，爬山、登高、蹦跳一类的运动千万不要做。

孕妈妈运动前，要进行全面系统的检查，医生会根据孕妈妈自身的身体状况，制订适合的运动方案。鞋袜、场地要选择好。运动前也要自备一些糖果、水，运动时最好有家人或朋友陪伴。

孕妈妈在运动过程中要注意：

①每次餐前先休息30 min，观察一下胎动情况，如果没有胎动或者

24 h 内胎动不到 10 次，不要进行运动。

②检测空腹以及餐后 2 h 血糖，如果低于 3.5 mmol/L，或高于 13.9 mmol/L，不要进行运动。

③舒张压高于 140 mmHg，收缩压低于 60 mmHg，不要运动。尿检尿酮体呈阳性也不要运动。

④如果没有出现上述的情况，在运动 20 min 后，要注意测量心率，一般来说运动的心率不能太快（最多比平时快 50%），运动后要休息 30 min，同时要注意胎儿的活动情况。

⑤运动中如果出现不适情况，如腹痛、呼吸不畅、头晕等，请马上停止运动，并向医生咨询。

3. 儿童糖尿病

儿童患病比例正在上升。儿童 18 岁前开始肥胖，且 18 岁后体重持续增加者，患糖尿病的风险更高。肥胖和胰岛素抵抗会形成恶性循环，最终发展为糖尿病。

（1）儿童糖尿病以 1 型糖尿病为主，是一种自身免疫性疾病，需要胰岛素注射治疗；而 2 型糖尿病通常发生于肥胖的儿童，可以通过饮食、运动、药物治疗等方式控制血糖。但近年来，儿童中 2 型糖尿病的患病率也在逐渐增高，其中儿童肥胖是导致发病的一个重要因素。一旦形成不良的饮食习惯和生活方式，就很难改变，导致其成年后仍保持超重和肥胖状态，其成年后患糖尿病的风险也会因此升高。

儿童患糖尿病与不良的生活方式有很大关系，如饮食不规律、缺乏运动、过度消费高糖饮食等，因此在日常生活中，要注意培养健康的生活方式，减少不良习惯的影响，有助于降低儿童患糖尿病的风险。

此外，宫内发育迟缓或婴幼儿期营养不良的儿童，虽然刚出生或幼儿期看起来很瘦小，但如果物质生活得到改善，这些瘦孩子的体重会快速增长，糖耐量也明显降低。出生时体重特别轻而成年后肥胖（BMI > 28 kg/m^2）的人，有近 25% 表现出糖耐量降低。这可能是由于生命早期营养不良的经历启动了机体的"节俭基因"，成年后一旦食物丰富，往往会拼命摄食以备不时之需，结果导致严重肥胖，糖尿病的发病率更高。另外，儿童期营养不良也会影响胰岛素分泌并造成胰岛素抵抗，导致糖尿病的发病率升高。因此，无论对于胎儿、婴幼儿还是儿童，保持良好的营养状态和健康的体重，是减少发生代谢性疾病特别是糖尿病的重要法宝，而不应当一味追求过胖或过瘦。

（2）儿童糖尿病患者的症状与成人有所不同，需要引起家长的格外注意。首先，症状表现不典型，如不明显的多饮、多尿、多食、体重减轻或缓慢增长、反复感染等，还可能出现腹痛、呕吐、情绪异常等症状。需要家长细心观察孩子的生长、生活状况，及时发现问题。

①低血糖风险高：儿童患糖尿病时，非常容易出现低血糖，因为他们的生长发育需要更多的能量，所以在药物使用和饮食控制时需要更为谨慎。

②学习和情绪问题：糖尿病可能会影响儿童的学习和情绪，特别是在疾病控制不佳或低血糖发作时，可能会出现注意力不集中、情绪波动等问题，家长除了关注病情，及时和妥善地治疗，还要对孩子倾注更多的关心和理解。

③家庭和社会支持显得更重要：儿童患糖尿病除了需要家长积极配合治疗和监测，学校和社会也应提供合理的支持和帮助，让孩子不会因为生病受到歧视，感受到自己与其他人并无不同。

（3）对于儿童患糖尿病的治疗，需要根据儿童的具体情况和病情严重程度制定个体化的治疗方案，并在治疗过程中密切监测病情和疗效。家长需要积极采取以下行动来控制孩子的血糖水平和保护孩子的健康。

①检测血糖：家长需要按照医生的建议检测孩子的血糖水平，以确保孩子的血糖水平控制良好。根据孩子的糖尿病类型和控制情况，医生会建议不同的检测频率。

②控制药物：孩子的糖尿病可能需要药物治疗，家长需要确保孩子按照医生的建议正确使用药物。同时，家长还需要了解糖尿病药物的副作用和注意事项，并定期带孩子到医院进行药物治疗的监测。

③管理饮食：让孩子按照医生或营养师的建议摄取适当的营养和控制碳水化合物的摄入量。家长可以帮助孩子准备健康的餐点和零食，并

确保孩子在学校或外出时也能获得健康的食物。

④注重运动：运动有助于控制血糖水平，家长应该鼓励孩子每天进行适量的体育锻炼，如散步、慢跑、游泳等。在帮助孩子制订运动计划时，需要注意孩子的年龄、糖尿病类型和血糖水平。

⑤支持心理健康：糖尿病对孩子的心理健康可能会产生负面影响，家长需要支持孩子并帮助孩子应对心理压力。可以考虑参加心理咨询或支持团体，以帮助孩子更好地应对糖尿病。

4. 糖尿病儿童运动的建议

（1）青少年国际糖尿病协会提供了一些建议：

①鼓励孩子运动，不要限制活动的种类。

②运动前要检测孩子的血糖，根据孩子的血糖水平决定进行哪一类的运动。

③如果孩子的血糖超过 15.0 mmol/L，则不适合运动。

④当孩子的血糖小于 7.0 mmol/L，运动前要吃一些碳水化合物，如无糖饼干等。

⑤运动过程中，每 15 min 要进食 15 g 左右的食物，所以要随身携带碳水化合物。

⑥孩子在运动时，周围要有熟悉低血糖诊断、治疗经验的成年人陪同，同时要注意看护孩子进食，防止孩子在运动过程中发生低血糖。

⑦为了防止糖尿病儿童因运动过量而出现低血糖，或者因为运动时间长而发生脱水，父母在孩子运动前，要做好必要的准备。

（2）除以上几点之外，糖尿病儿童在运动时还有几点需要注意：

①患儿在运动前，必须调整好胰岛素的用量和进食量，剧烈运动前需增加饮食量或随身准备充饥食品或糖果。必要时也可将胰岛素用量减少 10%。

②选择一些有趣的活动，以便孩子能够长期坚持下去，如骑车、跑步、打羽毛球、打乒乓球、踢毽子、跳绳等。

③孩子在运动时，肢体的血流加速，会导致胰岛素吸收增快，所以

可以将胰岛素的注射部位改为腹部。

④选择合身的服装和鞋袜，运动后注意清洁卫生。

⑤如有可能，父母尽量与自己的孩子一起参加运动，这样能增加儿童对运动的兴趣，增进父母与孩子的感情，有利于孩子长期坚持。

⑥儿童自制力比较差，有时玩上瘾了，就会忘记打针、吃饭，父母应及时监督。

⑦攀高和潜水不适合孩子。攀高和潜水时如发生低血糖，危险性很大，尤其是注射胰岛素的患儿在胰岛素作用高峰期，更不要选择上述运动，以免出现低血糖而发生不测。

第六节 带糖也可照常工作和学习

1. 糖尿病患者外出就餐时应该怎么办?

作为美食大国和礼仪之邦，餐桌文化也算得上是中华文明的一部分，得了糖尿病并不是就要隔离社会，做个苦行僧，糖尿病患者适当地外出和亲朋好友聚会就餐，品尝美食、共叙友情，也是正常生活的一部分。和在家中自备食物不同，饭店里为了确保食物的色香味俱佳，常常是多油、多盐，并且添加糖等调味品，而且餐馆就餐条件不同，等待菜品上桌的时间也无法确定，因此强调糖尿病患者外出进食特别注意以下几点。

（1）餐前准备：若预计开餐时间明显晚于平时正餐时间，可提前进食半两（25 g）饼干、1个小苹果、1袋牛奶等，既可以避免低血糖，也可以防止进餐时因腹中饥饿而快速超量进食导致之后出现高血糖。

（2）注意荤素搭配，尽量选择清淡菜品：饭店的菜肴整体油脂含量较高、调味品较多，所以尽量选择低脂肪低糖分高纤维素的菜肴。从烹饪方法上看，相对而言以炖、清蒸、烩、煮、汆的方式制作的食物较清淡，不增加食物之外的脂肪；而煎、炸、红烧等烹调方式增加脂肪较多。应该多选择以叶、茎、花类为主的青菜，但需牢记块茎类蔬菜（如马铃薯、南瓜、莲藕、芋头等）因为淀粉含量较多，应归入主食之列。

（3）主食必须有，宜粗不宜细：正在应用降糖药物控制血糖的患者，尤其是应用容易导致低血糖的药物（例如磺脲类、胰岛素等）者进餐时一定要吃一些主食。但是饭店中的主食不仅选料精细，而且为了追求口感，经常添加奶油、蜂蜜等，其热量远远超过家常。建议大家略尝即可，还是尽量选择玉米、高粱等粗粮为宜。

（4）少酒多茶，小酌怡情：把酒言欢、以酒助兴是许多聚餐的常见情况，糖尿病患者最好能够以茶代酒聊表心意，少量饮酒（50 ml 白酒、100 ml 红酒或 1 听啤酒）对身体影响也不大，但是不能在空腹时大量饮酒。

（5）恰当安排进餐顺序和药物使用：饭前可以先喝一杯温水或一碗清汤，然后吃蔬菜，最后吃主食和肉，防止摄入过多；使用磺脲类降糖药物及胰岛素的患者应该在饭菜已经"触手可及"时再服药或注射胰岛素，避免打针后不能按时就餐而引起低血糖（尤其需要餐前 30 min 注射的胰岛素）；现在应用胰岛素泵的患者也逐渐增多，泵输注模式中提供了适于宴会的模式，选择合理就会有利于外出就餐时控制血糖。

（6）"进餐时兴高采烈，结束后忧心忡忡"，其实也大可不必。吃饱喝足稍事休息后可以安排一些适宜的活动，例如户外散步，这样一方面可以继续与友人交流感情，另一方面也在不知不觉中消耗了热量，减缓之后的血糖波动，两得之举。

2. 糖尿病患者可以结婚、生育吗？

当然可以了。组建家庭是一种权利，我国婚姻法中规定的不应当结婚的疾病只包括：在发病期的重症精神病（精神分裂症、躁狂抑郁型精神病等）、在传染期内的法定传染病（例如未经治愈的梅毒、甲型肝炎等）以及严重遗传性疾病（例如痴呆症）三种情况。糖尿病患者的后代虽然患糖尿病的概率比非糖尿病患者的后代要偏高，但这只是一种遗传易感性，不属于被限制结婚生育的疾病。当妈妈是女性的权利，年轻的女性糖尿病患者在良好的血糖控制前提下同样是可以正常妊娠的。以良好血糖控制为主的全身状况达标是备孕期的关键。换句话说，在达到备孕期血糖等诸多指标合格之前，育龄期女性应采取有效的避孕措施。

（1）总体要求：计划妊娠前必须专门去综合医院就诊，由以糖尿病医生和妇产科医生为主的多学科医生共同评估是否适宜妊娠，评估内容大体包括：糖尿病的病程、急性并发症（例如感染、低血糖等）、慢性并发症（尤其是眼底情况、血管状况、肾脏情况等）、目前药物治疗情况等。其中每一项都有备孕期需要达到的标准，如果暂时未达标，建议一定不要盲目乐观，执意冒险妊娠，因为妊娠期母亲的身体压力极大，一着不慎将会给母亲带来无法恢复的伤害。

（2）眼底检查：糖尿病所致的眼底病变（糖尿病视网膜病变）可因妊娠而加重，甚至出现严重出血导致失明。因此一定要在备孕前到眼科进行眼底检查，若有出血风险，必要时眼科医生会予以预防性治疗。

（3）肾脏检查：妊娠也会加重母亲的肾脏负担，母亲的肾功能不全会对胎儿的发育产生不良影响。对于糖尿病已经危害到肾脏的孕妇，轻者会出现暂时性的肾功能减退，在产后逐渐恢复原状；重者可能造成永久性肾损害，甚至危及母婴生命安全。因此事先对肾脏状况（包括血液指标和尿液检查）的评估和准备非常关键，若已经存在异常一定要请教肾脏专科医生，万不可掉以轻心。

（4）其他评估：糖尿病病史较长以及之前未良好控制的患者，体内存在多种慢性病变（例如糖尿病神经病变引起的胃轻瘫、直立性低血压，心血管病变引起的心脏耐受功能下降等），这些往往比较隐匿，不查发现不了。如果把这些隐患带入妊娠期，轻者加重妊娠管理的难度，重者甚至会增加死亡的风险。所有这些都需要专科医生细致评估。

3.计划外出时，如何准备需要使用的药物？

外出游玩或者出差之前，糖尿病患者在准备各种旅游必备的吃穿用品之外，包括降糖药物在内的旅游期药物也需要仔细准备。

（1）应该提前到医院就诊，开具足够数量的药物。糖尿病特别是有多年糖尿病史的老年患者平均患有 3 ～ 5 种疾病，每种疾病均有常规治疗药物，总体药物用量肯定不少，很多人总觉得出门在外带一大包药物太麻烦，擅自做主停服某些"自己认为不重要的"药物或者精简药物的应用次数或剂量，这些都是非常不可取的。因为药物治疗需要有一定的连贯性，停服 1 ～ 2 d 可能感受不出明显问题，但是再延长时间，加上旅途劳累，就可能出现意想不到的问题，因此如果药物实在过多，建议提前咨询相应专科医生，看看能不能合并或者短期停用，千万不要自行其是。同时携带的药量需要有一定富余，避免因行程拖延或者药物损坏而被迫终止治疗。另外，糖尿病患者外出旅游时因为劳累、饮食不周等也容易出现其他问题，如急性胃肠炎、消化不良、叮咬后皮肤易感染、心脏不适等，同时不能保证及时就诊，因此建议出发前配备一些相应药物，例如止泻药、消化药、预防和治疗蚊虫叮咬的外用药物，特别是硝酸甘油、速效救心丸等心脏急救药物。

（2）药量：根据预估的外出时间计算必备药量。鉴于旅行时间可能略有变化及随进餐情况可能临时增减降糖药物，建议药物携带"略有结余"。

（3）携带时的注意事项：注意药物应保留标识并且分种类存放，或者使用便携药盒把同一时间服用的药物放在一格内，以方便确定是否服药；切忌过度相信自己的记忆力和辨识力，把各种药物混合放到一个容器内，避免因无法辨识而误服或者浪费药品。必要时可以把自己正在服用的药物列成清单，交给随行的亲戚朋友，这样可以在特殊情况下帮助急救的医务人员尽快了解目前的治疗方案。

第七节 保持乐观的好心态

1. 为什么糖尿病患者更需要保持好心情?

由于现在生活节奏的加快，人们的工作压力也越来越大，心情也会随之变化。

当人处于紧张、焦虑、恐惧或受惊吓等应激状态时，交感神经兴奋，会抑制胰岛素的分泌。有临床资料显示，糖尿病人群患抑郁症的概率是正常人群的 3 倍，甚至有将近半数的糖尿病人会患有不同程度的抑郁症。在生活中，我们也经常发现，一般血糖控制得好的人，往往心态都很好，情绪不会有太大的波动，即使工作和生活中遇到困难，也会用积极乐观的心态来解决。正是这样乐观开朗的生活方式，对血糖产生了正向的影响。接受现在的状况，接受患病的现实，生活的精彩不在于疾病本身，而在于你对待它的方式，发现美好，开心地过好每一天。

乐观的人更有可能对生活中的挑战和困难持积极态度，并对自己的能力和解决问题的能力感到自信。这种心态减少了焦虑和压力的发生，从而有利于身体的健康。而且，乐观的人通常拥有更强大的免疫系统。这是因为积极的情绪可以促进体内生产免疫细胞，从而提高抵御疾病的能力。

人更有可能对生活保持乐观的态度，能够更好地处理生活中的压力和挫折。这种心态有助于预防情绪和心理健康问题的发生。也更倾向于采取健康的生活方式，如均衡饮食和适量运动，这些都是保持身体健康的重要因素。

2. 人人都有压力，怎样缓解要想办法

糖尿病患者应该学会应对压力，避免情绪波动对血糖的影响。首先要找到压力的来源：可能是工作、家庭、健康、人际关系等方面。这有

助于采取有针对性的应对措施。要学会求助，寻求支持：糖尿病患者可以向家人、朋友、医生等人寻求支持，倾诉自己的压力和焦虑。可以通过交流、沟通得到他人的理解和支持以缓解压力。如果感到无法应对或压力过大，建议及时向医生或心理咨询师寻求帮助。人人都难免会有情绪低落之时，怎样让自己快乐，是我们要去慢慢摸索的一件重要的事。

（1）要培养积极的态度。要相信自己能够克服挑战并获得成功。不要过分担心失败，而要尝试从失败中学习。维护良好的人际关系，与家人、朋友和同事保持积极联系，分享你们的快乐和困难。在社交媒体上关注积极的人和内容，避免过度关注负面消息。培养兴趣爱好，找到一些自己喜欢的事情并尝试去做。无论是读书、听音乐还是练习瑜伽，这些活动都能让你感到快乐和满足。

（2）增加身体活动。糖尿病患者可以通过增加身体活动来缓解压力，如散步、慢跑、游泳、打太极拳等。适当的运动可以促进身体的代谢和血液循环，有助于舒缓紧张情绪。

（3）设立可行的目标。将自己的目标分成小目标，一步一步实现，同时不要忘记庆祝自己的成功。

（4）学会管理压力。找到一些减轻压力的方式，可以采取一些放松技巧，如深呼吸、瑜伽、冥想、渐进性肌肉松弛等，有助于缓解身体和心理的紧张。同时，学会表达自己的感受和需要，避免过度压抑情绪。

（5）投入到有意义的工作或志愿活动中。找到自己感兴趣的领域，投入时间和精力，感受到自己的价值和意义。

每个人让自己心情愉悦的方法都不相同，需要不断地尝试和调整，找到适合自己的方法和策略，同时保持积极的心态。

3. 怎样做一个合格的患者家属？

如果家里有糖尿病病人，作为家中的一分子，您要尽心尽力地去关心和支持他/她。家人要全面地学习有关糖尿病的知识，将学到的知识和患者以及其他家人一同分享、交流，有任何疑问可以向专家咨询。俗话说，"细节决定成败"，对家里的糖尿病患者也是一样，也要耐心地、细心地帮助他们处理生活中的点点滴滴。督促并陪同病人定期到专业医疗机构检查血糖、尿糖、血脂、体重等，即使病情得到缓解，医生也同意停药，仍需定期复查，防止复发。家人要理解和关心患者。心理学上有一个名词——"人生护航舰"，它指三类人：配偶、亲人、朋友，其中配偶的理解和支持尤为重要。子女的关心也格外重要，患者如果对生活有比较消极的看法，子女要给予宽慰，同时，多花时间陪陪患者。

及时疏导患者的不良情绪。家人要了解糖尿病患者的不良情绪并给予及时的疏导，多陪陪患者，和其一同渡过难关。如果心理负担长期得不到宣泄或疏导，对糖尿病的治疗将会极为不利。家人要懂得一些必要的糖尿病急症处理方法，如果家里亲人血糖控制不理想，很可能出现如高血脂高渗状态、酮症酸中毒等。用口服降糖药或胰岛素控制病情的糖尿病患者，如果掌握不好用量和方法，也可能由于用药不当而造成低血糖反应，这对于糖尿病病人来说是很不利的。发生高血脂高渗状态或酮症酸中毒时，病人会恶心、呕吐，严重的会丧失神志，患者无法进行自我调节，一旦家人发现患者出现上述症状要及时给予补水，并且立即送往医院治疗。平时要注意防止患有糖尿病的家人出现各种感染、应激、高热、胃肠失水、灼伤等情况。此外，要帮助病人养成良好的作息习惯，规律生活，多喝水，戒烟限酒，加强体育锻炼，提高机体免疫力。

第三章 慢性阻塞性肺疾病防治科普

第一节 聊聊慢性呼吸系统疾病那些事

1. 常见呼吸系统疾病有哪些?

呼吸系统疾病是一种常见病、多发病,主要病变在气管、支气管、肺部及胸腔,病变轻者多咳嗽、胸痛、呼吸受影响,重者呼吸困难、缺氧,甚至呼吸衰竭而致死。发病率约占内科疾病25%,病死率较高,居全国总人口死亡原因首位。呼吸系统疾病,发病率高,病种复杂。例如,2002年在中国及世界范围暴发的严重急性呼吸综合征(SARS)、2020年全世界范围大流行的新型冠状病毒感染(COVID-19)均为呼吸系统疾病。最为常见疾病有哮喘病、气管炎、支气管炎、慢性阻塞性肺疾病(COPD)、肺心病、肺结核等。

2. 我国慢性呼吸系统疾病负担如何?

慢性呼吸系统疾病(主要为慢阻肺)和心脑血管病、恶性肿瘤、糖尿病被世界卫生组织并称为"四大慢病",而慢阻肺也是"人类死亡的第四大致死病因",仅次于心脏病、脑卒中、急性肺部感染。要补充提醒的是,2016年的数据显示,慢阻肺已成为我国"第三大死亡病因",并位于男性所有死因的第二位。慢阻肺在我国具有高患病率、高发病率、高致残率、高致死率、高经济负担率以及低知晓率的"五高一低"的现状,不仅死亡率居世界各国之首,40岁及以上人群慢阻肺患病率也是全球之最,而且这个患病数据这些年来有增无减。

由王辰院士团队完成并于2018年4月发表在国际权威杂志《柳叶刀》上的首项"中国成人肺部健康研究"大规模人群研究结果显示,我国慢阻肺患者已经有约 1 亿人，40 岁以上人群患病率 13.7%，短短十余年间（2002—2015 年）患病率激增 67%，成为仅次于高血压、糖尿病的中国第三大常见慢性病。

王辰院士同时指出，我国当前对呼吸疾病的防控体系与能力建设严重不足，在公众认识、卫生政策、业界能力等方面，远远落后于高血压、糖尿病的防治，成为"四大慢病"防控的突出短板，亟须政府、卫生界及公众提高对慢阻肺防控的重视，尽早采取综合性防控策略，以降低慢阻肺对人群健康的影响。

第二节 慢阻肺你我知多少

1. 什么是慢阻肺？

根据 2018 年慢性阻塞性肺疾病全球倡议（GOLD）的更新定义，慢性阻塞性肺疾病（简称慢阻肺，英文简称 COPD），是一种常见的、可以预防和治疗的疾病，其特征是持续存在的呼吸系统症状和气流受限，原因是气道和肺泡异常、通常与显著暴露于毒性颗粒和气体相关。慢阻肺最常见是由慢性支气管炎和（或）肺气肿发展而来，进一步发展为肺心病、呼吸衰竭、肺性脑病及出现全身各系统并发症的常见慢性疾病。吸烟是慢性支气管炎、慢阻肺发生最主要的原因，感染是其发生、发展的重要影响因素，缺氧是慢阻肺出现肺心病等多种相关并发症的最重要因素。

2. 中国慢阻肺流行情况如何？

慢阻肺不仅死亡率居世界各国之首，40 岁及以上人群的患病率也是全球之最，而且这些年来患病数据有增无减。由王辰院士团队完成并于 2018 年 4 月 10 日发表在国际权威杂志《柳叶刀》上的首项"中国成人肺部健康研究"大规模人群研究结果显示，我国慢阻肺患者已有约 1 亿人，

20 岁以上人群的患病率高达 8.6％，40 岁以上人群患病率 13.7％，60 岁以上人群患病率已超过 27％。年龄越大，慢性阻塞性肺疾病患病率越高。因此，提高老百姓对慢阻肺的认识，积极预防，接受早诊断、早干预、早治疗刻不容缓。

3. 慢性阻塞性肺疾病有哪些危险因素？

（1）吸烟：是慢阻肺最重要的危险因素。吸烟时间越长、吸烟量越大，发生慢阻肺的危险越高。

（2）职业性粉尘和化学物质：板材加工企业、化工厂、制鞋厂等工厂里的工人，在缺少粉尘防护的状况下，长时间接触或长时间暴露在浓度过大的灰粉尘、有机及无机粉尘、化学剂和有害烟雾中，可导致慢阻肺发生。

（3）空气污染。

①室内：烹饪、取暖使用有机燃料并且通风条件较差的室内，有害颗粒高浓度聚积，可引起慢性呼吸道炎症，后期可导致慢阻肺发生。

②室外：大气中有害气体（如二氧化硫、二氧化氮、氯气、臭氧等）浓度增加，可损伤支气管黏膜，导致气道慢性炎症。这也是引起慢阻肺发病的重要因素。

（4）感染：研究表明，儿童期反复发生严重呼吸道感染可引起气道黏膜免疫功能下降，可能与成年后肺功能下降及呼吸道症状有关。

（5）家族史：家族中有患慢阻肺者可能更容易发生慢阻肺。

慢阻肺发病的高危因素包括个体易感因素以及环境因素两方面，它们之间相互影响。现在认为比较明确的个体易感因素为 α1- 抗胰蛋白酶缺乏，最主要的环境因素是吸烟，另外还包括接触职业粉尘和化学物质（柴火和木炭等燃烧时的烟雾颗粒、过敏原、工业废气和室内被污染的空气等）。

40 岁及以上人群伴有慢阻肺主要症状、吸烟史、职业粉尘暴露史、化学物质接触史、生物燃料烟雾接触史、慢阻肺家族史等情况，应警惕慢阻肺，建议每年进行一次肺功能检查。

4. 慢性阻塞性肺疾病的主要临床症状是什么?

（1）慢性咳嗽：通常是首发症状。初始咳嗽间歇性，早上严重，早晚或整天咳嗽，但夜间咳嗽不明显。少数病例咳嗽不伴有咳痰。有些病例气流明显有限，但无咳嗽症状。

（2）咳痰：咳嗽后通常咳嗽少量黏液性痰，部分患者清晨较多；合并感染时痰量增加，常有脓性痰。

（3）气短或呼吸困难：慢阻肺典型症状是患者焦虑的主要原因。早期只出现在劳动时，然后逐渐加重，导致日常活动甚至休息时气短。

（4）喘息和胸闷：不是慢阻肺特异性症状。部分患者，尤其是重度患者，有喘息；胸部紧绷通常发生在劳动后，这与呼吸费力、肋间肌等容性收缩有关。

（5）全身症状：慢阻肺患者由于气促明显，耗氧量较正常人明显增加，晚期常伴有体重下降、食欲减退、消瘦。另外，慢阻肺晚期患者常发生全身炎性症状反应，引起肌肉萎缩、骨质疏松等表现。感染时可咳血痰或咯血。

第三节 肺功能检查对于慢阻肺诊断重要吗?

1. 如何诊断慢性阻塞性肺疾病?

慢阻肺的诊断标准为症状、高危因素及肺功能检查，同时须除外其他疾病，此为对 COPD 最完整的诊断，具体如下。

（1）症状：包括咳嗽、咳痰、胸闷及气短等症状。

（2）高危因素：指引起慢阻肺的高危因素，如吸烟、空气污染、使用生物燃料、反复的呼吸道感染及高龄等危险因素。

（3）肺通气功能检查：若有危险因素加上呼吸道症状，建议患者做肺功能检查。做肺通气功能检查时，在使用支气管扩张剂后，第一秒呼气容积（FEV1）与用力肺活量（FVC）的比值小于70%，为诊断慢阻肺的必要条件。

（4）胸部影像学检查：须除外其他疾病，做胸部影像学检查，除外支气管扩张、间质病等疾病，才可最终诊断慢阻肺，即诊断COPD。

2. 慢阻肺患者为什么要进行肺功能检查？

肺功能检查是用仪器对肺的通气及换气功能进行检测的一种方法。进行全套肺功能检查时，患者坐在密闭的肺功能仪器中，夹闭鼻腔，使气流从口腔出入。口腔通过一次性柱状管连接肺功能仪器。患者在医生指导下进行相应的吸气和呼气动作。肺功能仪器记录患者各项指标。

肺功能检查是确诊慢阻肺的"金标准"，应用吸入性支气管扩张剂后，第一秒用力呼气量与用力呼气量比值（FEV1/FVC）小于70%者可确诊为慢阻肺。此外，肺功能检查还可评价慢阻肺严重程度。

慢阻肺具有进行性加重的特点，因此患者应定期检查肺功能，监测疾病进展，及时调整用药及治疗方案。

3. 肺功能检查包括哪些部分？

进行全肺功能检查可以测定多种呼吸功能的指标，比如：

（1）肺通气功能：通常需要几分钟，测定的是进出肺的气体量及频率。医务人员可能会要求您采用不同方式进行呼吸（正常、缓慢、快速、用力）。

（2）肺弥散功能：测定的是气体（如氧气）能以多大程度从肺向血液中扩散。

（3）可逆试验（支气管舒张试验）：一些情况下需要吸入支气管扩张药物，约20 min后再次进行相似的吹气检查，以检测气道对这类药物的反应。

4. 肺功能检查注意事项

虽然肺功能检查是无创性的诊断方法，但因为检查的特殊性，并不适合所有的检查者。

（1）绝对禁忌证：

①近 3 个月内患有心肌梗死、休克者。

②近 4 周内严重心功能不稳定、心绞痛、大咯血、癫痫大发作者。

③严重的未被控制的高血压（收缩压 > 200 mmHg，舒张压 > 100 mmHg）。

④胸腹部主动脉瘤。

⑤近期脑血管意外。

⑥严重甲状腺功能亢进（心率 > 120 次 /min）。

（2）相对禁忌证：

①当天做完支气管镜检查，或气管镜检查后仍有出血的患者。

②哮喘发作严重期。

③气胸、巨大肺大疱且不准备手术治疗者。

④对支气管扩张药物过敏者慎做可逆试验。

此外，妊娠、哺乳妇女慎做用力呼气的肺功能检查。鼓膜穿孔者需要堵塞患侧耳道，等等。

5. 肺功能检查时，支气管舒张试验后"FEV1/FVC"小于 70% 一定就是慢阻肺吗？

答案是"未必"。FEV1/FVC 比值（即一秒率）小于 70% 是诊断慢阻肺的必要条件，并非是充分条件。当慢性支气管炎、肺气肿患者的肺功能检查出现持续气流受限时，则能诊断为慢阻肺。如只有慢性支气管炎和（或）肺气肿，而无持续气流受限，则不能诊断为慢阻肺。一些已知病因或具有特征性病理表现的疾病也可导致持续气流受限，如支气管扩张、肺结核纤维化病变、严重的间质性肺疾病、弥漫性泛细支气管炎以及闭塞性细支气管炎等，但均不属于慢阻肺。

6. 胸部 CT 能代替肺功能检查吗?

答案是"不能"。因为胸部 CT 只能用于观察肺部形态、大小及有无病变,而肺功能检查则反映肺部的通气、换气功能,所以胸部 CT 不能代替肺功能检查。

第四节 慢阻肺患者自我管理的重要性

1. 慢性阻塞性肺疾病严重度如何分级?

高危人群(以往定义为 0 级):为危险期,此时患者的肺功能正常,但有慢性咳嗽和咳痰的症状或者有高危因素接触者(如大量吸烟者或粉尘接触者)。

1 级:为轻度慢阻肺,吸入支气管舒张剂之后 FEV1/FVC < 70%,FEV1(1 s 量)大于或等于 80%(实测占预计值的百分比)伴或不伴有慢性症状(咳嗽、咳痰)。

2 级:为中度慢阻肺,吸入支气管舒张剂之后 FEV1/FVC < 70%,FEV1(1 s 量)小于 80%(实测占预计值的百分比),大于等于 50%(实测占预计值的百分比)伴或不伴有慢性症状(咳嗽、咳痰、呼吸困难)。

3 级:为重度慢阻肺,吸入支气管舒张剂之后 FEV1/FVC < 70%,FEV1(1 s 量)小于 50%(实测占预计值的百分比),大于等于 30%(实测占预计值的百分比),伴或不伴有慢性症状(咳嗽、咳痰、呼吸困难)。

4 级:为极重度慢阻肺,吸入支气管舒张剂之后 FEV1/FVC < 70%,FEV1(1 s 量)小于 30%(实测占预计值的百分比),伴有慢性症状(咳嗽、咳痰、呼吸困难)或呼吸衰竭。详见表 3.1。

表 3.1 慢阻肺严重分级

慢阻肺分级	程度	肺功能参数
1 级	轻度	FEV1/FVC < 70%，FEV1 80% 预计值
2 级	中度	FEV1/FVC < 70%，50% ≤ FEV1 80% 预计值
3 级	重度	FEV1/FVC < 70%，30% ≤ FEV1 50% 预计值
4 级	极重度	FEV1/FVC < 70%，FEV1 30% 预计值

2. 什么是慢阻肺疾病自我评估量表？

慢阻肺评估测试（CAT）是国际常用的患者根据自身状况填写完成的测试问卷，主要用于对慢阻肺患者健康状况进行自我评价（表 3.2）。CAT 测试问题简单、通俗易懂，可量化慢阻肺对患者健康的影响程度。通常，患者数分钟即可完成自测。患者可在就诊时或就诊前在家完成。测试不仅简单，且包括症状、活动能力等方面信息，有助于临床医生和患者更快捷、全面了解病情，从而指导和监督治疗。

CAT 评分标准：CAT 评分为综合症状评分，分值范围 0 ~ 40 分，10 分以上为症状多。

（1）0 ~ 10 分：轻微影响。

（2）11 ~ 20 分：中等影响。

（3）21 ~ 30 分：严重影响。

（4）31 ~ 40 分：非常严重影响。

特别提示：请在临床医生指导下完成自评，或以自评结果结合临床医生诊断为准。

表 3.2 慢阻肺评估测试问卷（CAT）

序号	症状	评分	症状
1	我从来不咳嗽	0 1 2 3 4 5	我总是咳嗽
2	我肺里一点痰都没有	0 1 2 3 4 5	我有很多痰
3	我一点也没有胸闷的感觉	0 1 2 3 4 5	我有很严重的胸闷感觉

序号	症状	评分	症状
4	当我在爬坡或爬一层楼梯时没有喘不过气的感觉	0 1 2 3 4 5	当我上坡或爬1层楼时，会感觉严重喘不上气
5	我在家里的任何活动都不受到慢阻肺的影响	0 1 2 3 4 5	我在家里的任何活动都很受慢阻肺的影响
6	尽管有肺病，我仍有信心外出	0 1 2 3 4 5	因为我有肺病，我没有信心外出
7	我睡得好	0 1 2 3 4 5	因为有肺病我睡得不好
5	我精力旺盛	0 1 2 3 4 5	我一点精力都没有

注：数字 0～5 表现严重程度，请标记最能反映您当时情况的选项，并在数字上打√，每个问题只能标记 1 个选项。

3. 什么是慢阻肺急性加重？

慢阻肺急性加重是指临床上一种急性起病的过程，其特征是呼吸系统症状（呼吸困难、咳嗽、痰量）出现急性加重，超出日常的变异，并且导致需要改变药物治疗。

急性加重的症状可有咳嗽加剧、痰量增加、痰液变黏稠或痰液颜色由清淡变为黄绿色；也可表现气促加重，伴有胸闷、喘息；部分老年患者的呼吸道症状反而不明显，仅表现为神情淡漠、尿量减少、食欲下降和下肢水肿加重等。

慢阻肺患者每次出现急性加重，对肺功能来说都是一次打击。当出现慢阻肺急性加重时，建议不要硬扛，应及时就医，尽早由专业医生指导调整治疗方案或住院治疗，控制病情继续恶化。

4. 如何早发现、早诊断慢阻肺？

简单地说，无论有无咳嗽、咳痰及呼吸困难症状，对于高危人群均需定期检查肺功能。肺功能检查是诊断慢阻肺的必备条件，也是评估病情轻重的客观指标。因为这个问题非常重要，所以下面讲的相对详细些。

吸烟的人、40 岁以上人群、有慢阻肺家族史、反复咳嗽咳痰，或经常油烟暴露、长期暴露在粉尘环境中工作的人，需要定期做肺功能检测。如果在爬楼梯、做家务时比同龄人更容易出现呼吸困难、胸闷、活动能力下降的情况，要及时去医院进行肺功能检查。当然了，有些要注意和心脏疾病、心功能不全等鉴别。

建议 40 岁以上的人，如果有长期吸烟，活动后气急，或咳嗽、咳痰三个月以上，就应该去医院进行肺功能检测，以明确是否患上了慢阻肺，以便及时治疗。就算您还没有 40 岁，如果是常年吸烟或吸二手烟，或者冬季在空气质量不佳的时候出现慢性咳嗽、咳白痰、胸闷气短的症状，也要有所警惕，早期咳、痰、喘症状易被患者忽视，80% 以上的慢阻肺病人到医院就诊已经到了疾病的中晚期。因为慢阻肺早期可以没有症状，肺功能检查是诊断慢阻肺的必备检查，所以对于一些慢阻肺的高危人群，常规的肺功能检查非常必要，便于早发现。

另外，还可以参考这个自我答卷，如以下五个问题，你有三个回答"是"，就该当心自己患上了慢阻肺，应该到医院去做肺功能检查。

（1）你抽烟吗？

（2）你的年龄超过 40 岁了吗？

（3）你经常咳嗽吗？

（4）你经常有痰吗？

（5）与同龄人相比，你是否更容易气短？

5. 慢阻肺如何治疗？

（1）治疗目的：缓解症状，提高运动耐量和生活质量，预防疾病进展，减少急性加重，降低死亡率。

（2）治疗原则：

①戒烟：吸烟是导致慢阻肺最主要病因。戒烟可除去病因并有助于缓解肺功能减退速度。

②稳定期治疗：根据病情需要选择支气管舒张剂、吸入式糖皮质激

素、甲基黄嘌呤类药物进行规范治疗。

③急性加重期治疗：应及时就医、遵医嘱积极治疗原发病及并发症。

④康复治疗：包括适当的有氧运动、缩唇呼吸、长期家庭氧疗等。康复治疗虽然不能根治慢阻肺，但能有效减轻呼吸道症状，提高运动耐量，改善生活质量。

6. 如何预防慢阻肺的发生？

具体包括：戒烟、防止空气污染（大气污染和室内空气污染，如更换炊具、烹煮方式等减少室内油污污染，安装换气设备）、增强营养（慢阻肺患者全身炎症反应明显，机体消耗大，呼吸肌长期处于疲劳状态，常伴有营养不良，目前认为营养不良是慢阻肺患者患病率和病死率增加的危险因素）、有效锻炼（可以根据自身情况做适当锻炼，一般选择时间短和低强度的项目，如步行、太极拳、广播操等；适当增加户外活动，以适应气候变化，锻炼耐寒能力，增强呼吸道免疫力；腹式呼吸和缩唇式呼吸训练可以锻炼膈肌功能，增加肺泡通气量，改善气体分布，延缓病情进展）、调节机体免疫功能、预防感冒及呼吸道的反复感染，接种流感疫苗、肺炎链球菌疫苗等。

第五节 慢阻肺常用药物有哪些？

1. 慢阻肺稳定期如何治疗？

慢阻肺稳定期治疗主要目的是减轻症状、减少急性加重、改善健康状态和运动耐量，应根据疾病严重程度以及慢阻肺 GOLD 指南选择治疗药物并长期维持规律治疗。常用药物有支气管扩张剂、吸入性糖皮质激素及其他药物。

（1）支气管舒张剂：松弛支气管平滑肌、扩张支气管，是控制慢阻肺的主要治疗措施。

（2）糖皮质激素：适用于重度慢阻肺，并有临床症状以及反复加重的患者，可长期吸入激素。

（3）其他药物：如祛痰药、抗氧化剂、免疫调节剂、中医治疗等。

（4）氧疗：慢阻肺稳定期进行长期家庭氧疗，对具有慢性呼吸衰竭的病人可提高生存率。

（5）康复治疗：包括呼吸生理治疗、肌肉训练(如跑步)、营养支持、精神治疗等多方面，可以提高患者生活质量。

以上方案仅供参考，具体药品请结合自身情况在专业医生指导下使用。

2. 慢阻肺为什么首选吸入疗法?

在慢性气道疾病的治疗过程中，吸入治疗和口服治疗这两种不同的给药方式在临床疗效上有一定差异。相对于口服治疗，吸入疗法具有如下优势：

（1）最大限度地提高靶区域药物浓度从而使疗效最大化：药物经口鼻吸入直接作用于呼吸道，比传统口服制剂更快更直接。

（2）把患者的全身药物浓度以及不良反应的风险降到最低：特别是在应用糖皮质激素治疗后，通过雾化的方式给药，所需剂量小，可以明显降低口服糖皮质激素所带来的不良反应，如骨质疏松症、高血压、糖尿病等。

因此，吸入疗法通常被认为在长期管理症状方面更有效。

3. 吸入疗法有哪些优点?

（1）起效快：肺部表面积大、血运丰富，药物吸入后进入呼吸道直接作用于相应受体，转运距离短，比口服给药起效快，甚至可能比注射用药还快。

（2）使用方便：药物携带和使用方便，不需用水服药。与注射给药比较，吸入疗法不需严格消毒，不会引起注射局部疼痛和硬结。

（3）安全、不良反应少：药物直接作用于气道局部表面，所用剂量小（通常为口服和注射剂量 1/10），且极少分布到其他脏器。

但是，吸入疗法也有一定局限性，如药物局部刺激、吸入药物时按压动作与患者吸气方向不同步或同步性差。

4. 慢阻肺治疗常用吸入式药物有哪些?

（1）支气管舒张剂：

① β2 受体激动剂，主要有沙丁胺醇气雾剂、特布他林气雾剂、沙美特罗、福莫特罗等。

②抗胆碱能药物为常用的药物，主要为异丙托溴铵、噻托溴铵。

③甲基黄嘌呤类，如普通茶碱或缓释茶碱。

④联合制剂，如 β2 受体激动剂、抗胆碱能药物和（或）茶碱联合制剂。

（2）吸入性糖皮质激素：单独吸入糖皮质激素并不作为慢阻肺治疗方法。对于重度慢阻肺患者，临床上常采用吸入糖皮质激素与支气管扩张剂联合治疗（如沙美特罗 / 氟替卡松福莫特罗 / 布地奈德、长效 β2 受体激动剂、吸入糖皮质激素与噻托溴铵联合治疗），不推荐长期口服激素。

5. 慢阻肺患者如何进行长期家庭氧疗?

（1）疗程：家庭氧疗应该是长期性的，患者需要坚持吸氧至少 6 个月，才能获得较好的氧疗效果。

（2）时间：每日吸氧时间最好 ≥ 15 h。早在上个世纪 70 年代就有大型研究证实，长期不间断吸氧的效果 > 单纯夜间吸氧 > 完全不吸氧。对于一般人而言，一天 24 h 吸氧很难做到，而研究发现每天吸氧 15 h 可以明显改善患者生存时间，因此，15 h 就成了指南推荐的指标。具体多长时间还是要根据患者情况而定，在条件允许的情况下，时间越长越好。

（3）特殊类型患者氧疗不同：针对某些特殊类型的慢阻肺患者如某些肺心病患者，日间动脉血氧分压正常，而夜间睡眠时会出现严重的低氧血症，应给予夜间氧疗；还有部分慢阻肺患者，仅在运动时出现低氧血症，而在休息时正常，对于这部分患者只在运动时给予氧疗即可。

（4）给氧方式：长期家庭氧疗一般是经鼻氧管吸入氧气，吸氧期间要注意保持鼻氧管的通畅，每天吸氧完毕，要注意及时清洗鼻氧管、湿化瓶，吸氧前，往湿化瓶加入适量的冷开水。

（5）氧气流量：一般来说，慢阻肺患者吸氧流量不超过 2 L/min 以下，制氧机流量表上都有刻度，将流量调节在 1 ~ 2 L/min 即可，即低流量吸氧。

6. 慢阻肺急性发作有哪些前兆？

慢阻肺急性发作前通常有诱因存在，其中感染是最常见的。发作前往往有先兆症状，如鼻塞、流涕、四肢酸痛、频繁咳嗽、痰量增多、胸闷、气促加重等，出现这些症状时，慢阻肺患者应高度警惕慢阻肺急性加重。

7. 慢阻肺患者为什么会出现双下肢水肿？

出现双下肢水肿，提示患者存在肺源性心脏病、右心功能不全。此外，慢阻肺患者后期可能发生营养不良、低蛋白血症，也可发生下肢水肿。

8. 慢阻肺患者推荐接种疫苗有哪些？

目前，国际及国内指南推荐慢阻肺患者接种的疫苗类型主要有两种：流感疫苗和肺炎链球菌疫苗。

（1）流感疫苗：流感季节通常从每年的 10 月持续到次年 5 月，在 12 月到次年 2 月达到高峰。慢阻肺患者的肺功能受损，为易发生重症流感的人群。因此慢阻肺患者应每年接种流感疫苗，流感疫苗可以预防流感的发生，减少慢阻肺患者急性加重的次数，降低慢阻肺患者的住院治疗和死亡的风险。流感疫苗最佳接种时间为流感流行前 1 ~ 2 个月，一般是每年 9 ~ 11 月，接种时不要空腹，接种后最好能观察 20 min。由于流感病毒的变异型极大，几乎每年均有发生变异，所以建议每年均接种一次。

（2）肺炎链球菌疫苗：肺炎链球菌是导致慢阻肺急性加重和合并社区获得性肺炎的重要致病源。慢阻肺患者感染肺炎链球菌可导致气道炎症和气流受限加重，呼吸功能急剧下降，疾病负担及其病死率升高，所以预防肺炎球菌性疾病是慢阻肺患者，尤其是老年患者的重要目标。慢阻肺全球倡议（GOLD）即推荐接种肺炎球菌疫苗来预防慢阻肺急性加重。

目前指南推荐，所有年龄≥65岁的慢阻肺患者注射肺炎链球菌疫苗，现在可以接种的肺炎球菌疫苗包括13价肺炎球菌结合疫苗（PCV 13）和23价肺炎球菌多糖疫苗（PPSV23）。

（3）新冠疫苗：国家卫健委发布的《新冠病毒疫苗接种技术指南（第一版）》中对于特定人群接种建议提到，慢性病人群为感染新冠病毒后的重症、死亡高风险人群。健康状况稳定，药物控制良好的慢性病人群不作为新冠病毒疫苗接种禁忌人群，建议接种。

接种注意事项：处于急性发作期的慢阻肺患者不适合接种新冠疫苗，建议积极控制原发病，待慢阻肺稳定期时再行接种。接种前，请如实告知接种医生身体情况，接种后，规范留观至少30 min。保持接种局部皮肤的清洁，避免用手搔抓接种部位。

新冠疫苗和其他任何疫苗一样，可能出现一些常见的一般反应，如接种部位酸胀、红肿、疼痛、瘙痒等；极少数因个体差异可能会出现发热、乏力、恶心、头痛、肌肉酸痛等，一般不需处理，2～3 d后大多可自行恢复。有任何关于慢阻肺控制和疫苗接种的疑虑可以前往呼吸科门诊咨询医生。

9. 慢阻肺患者如何加强自我健康管理和预防？

慢阻肺（COPD）患者需要做好长期自我管理，主要的预防措施是避免发病的高危因素、急性加重的诱发因素以及增强机体免疫力，可在医生指导下戒烟、接种流感和肺炎球菌疫苗、坚持长期规律用药、合理膳食、做适量的康复训练、做长期家庭氧疗等，这些措施均可有效减少急性加重和住院次数，维持病情稳定，提高生活质量。

其中，戒烟是预防慢阻肺的重要措施，也是最简单易行的措施。在疾病的任何阶段戒烟都有益于防止慢阻肺的发生和发展。控制职业和环境污染，减少有害气体或有害颗粒的吸入，可减轻气道和肺的异常炎症反应。积极防治婴幼儿和儿童期的呼吸系统感染，可能有助于减少以后慢阻肺的发生。

此外，对于有慢阻肺高危因素的人群，应定期进行肺功能监测，以尽可能早地发现慢阻肺和以便能及时干预。

10. 慢阻肺就是支气管哮喘吗？两者有什么异同？

确实有很多人把慢阻肺和支气管哮喘混为一谈，误以为只要是有气喘的症状就是支气管哮喘。两者虽然都属于慢性呼吸系统疾病，有很多相似的地方，均可表现为咳嗽、气喘、呼吸困难等，但那是两种不同的疾病，也存在明显的不同。

（1）从发病因素区分：支气管哮喘（以下简称哮喘）患者通常伴过敏体质、过敏性鼻炎和(或)湿疹等病史，部分患者有哮喘家族史；常因某些刺激而发生阵发性的哮喘发作或加重，又可经治疗或不用治疗而自然缓解，这些特点在慢阻肺一般是不具备的。慢阻肺患者多有长期吸烟史和(或)有害气体、颗粒接触史。

（2）从年龄上区分：哮喘患者一般起始于青少年并容易发病，而慢阻肺往往都是中老年人才发病。当然了，现在老年性哮喘也得到了重视，而哮喘时间久后有的可合并慢阻肺。这两者是可以重叠的。

（3）从气道可逆性区分：慢阻肺气流受限基本为不可逆性（不完全可逆），哮喘则多为可逆性（完全可逆，但它也是目前世界医疗水平尚不能根治的疾病）。需要指出的是，哮喘也有部分病程较长的哮喘患者发生气道重塑，出现气流受限不能完全逆转；而少数慢阻肺患者伴有气道高反应性，气流受限部分可逆。

（4）治疗上也有一定的不同：哮喘强调环境因素和过敏原的问题，而慢阻肺强调戒烟，避免有害气体的吸入。药物方面，哮喘是在激素的基础上用支气管舒张剂，而慢阻肺是在支气管舒张剂的基础上用激素。

哮喘非急性发作期不需要家庭氧疗，但对慢阻肺伴有慢性呼吸衰竭者建议家庭氧疗。需要提醒注意的是，这两个疾病都需要长期规范治疗，都要注意避免着凉。

11. 哪一些人群是慢阻肺的高危人群呢?

长期吸烟的，尤其是长期吸烟伴有气促逐渐加重的；接触职业粉尘及化学物质的；长期咳嗽、咳痰的；不明原因呼吸困难者等。

12. 慢阻肺患者日常饮食注意什么?

（1）多吃多纤维食品。老年慢阻肺患者要注意选用低糖、低盐、易消化、避免产气的食品，饮食太咸会加重病情。吃产气食品易引起腹胀，加重喘憋。此外，还应注意少食多餐、细嚼慢咽、适当多饮水，减轻或避免腹胀，防止呼吸道分泌物过于黏稠而不易排出。

（2）少吃碳水化合物。慢阻肺病人呼吸耗能增加，每日的能量消耗超过健康人。碳水化合物虽是机体能量的来源之一，但对慢阻肺病人而言，一餐大量摄入碳水化合物会产生过多的二氧化碳，加重呼吸负荷。

（3）多吃优质蛋白质食品。比如牛奶、鸡蛋、瘦肉、鱼、豆制品等都是慢阻肺病人可以选用的蛋白质丰富的食品。一杯温牛奶或者鲜豆浆加一只水煮鸡蛋是早餐的好选择。冬瓜汤里放些火腿，补充了蛋白质。黄鳝富含蛋白质，味道鲜美，也是一款不可多得的美食。

（4）多吃富含维生素 C 的蔬果。比如番茄、丝瓜、西蓝花、青椒、柑橘、葡萄、草莓等，有助于增强机体免疫力。

（5）多喝水，少吃盐。喝水可以稀释呼吸道分泌物，以免痰液过于黏稠，不易排出。因为研究表明，吃得过咸易使支气管黏膜充血水肿，导致咳嗽、气喘，加重病情。

（6）少食多餐，避免生冷和刺激性食物。为满足慢阻肺病人较高的热量消耗，兼顾进餐可能导致缺氧并降低病人有限的胃肠道消化能力，推荐病人将一日三餐增至 5 ~ 6 餐，每餐八分饱。少吃冷饮，少饮酒、汽水、咖啡等刺激性饮料，以免影响脾胃消化吸收功能。烹调食物时，要减少辣椒、胡椒、芥末等调味品的量。

13. 慢阻肺患者日常生活注意事项有哪些?

（1）室内经常保持空气通畅，有条件的可安装空气过滤装置，室内陈设力求简洁，不铺地毯。

（2）遵从医嘱，规律用药。

（3）常见的诱发因素有变应原、有害粉尘、病毒、细菌、气候变化、饮食、精神等。其中最主要的是变应原、病毒、细菌感染，所以一旦感冒必须及时到医院就医。另外，还要谨慎选择花、草，尽量不养宠物。

（4）饮食避免过咸、过甜及辛辣。

（5）运动循序渐进、持之以恒，以舒适、不觉疲劳为度。明确自身肺功能状态，采取相应锻炼方式，如散步、打太极拳、做中老年健身操等。